In der Verlagsgruppe Droemer Knaur sind bereits
folgende simplify-Bücher erschienen:
simplify your life. Einfacher und glücklicher leben
simplify your love. Gemeinsam einfacher und glücklicher leben
simplify your life. Endlich mehr Zeit haben
simplify your life. Mit Kindern einfacher und glücklicher leben
simplify your life. Küche, Keller, Kleiderschrank entspannt im Griff
simplify your life. Den Arbeitsalltag gelassen meistern

Die Autorin:
Dagmar von Cramm ist eine der bekanntesten Food-Journalistinnen Deutschlands. Mit einer Auflage von über 4 Millionen verkauften Büchern und einer regelmäßigen Medienpräsenz gehört sie zu den prominentesten deutschen Expertinnen auf dem Gebiet der Ernährungswissenschaften. Als solche tritt sie regelmäßig in Fernsehsendungen auf und hält zahlreiche Vorträge zum Thema.

Dagmar von Cramm

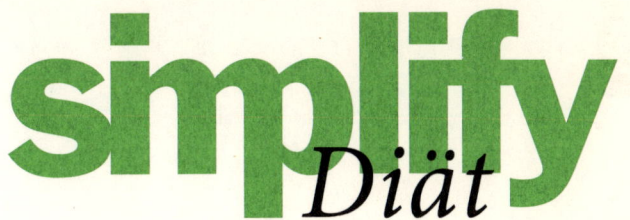

simplify *Diät*

Einfach besser essen und schlank bleiben

Illustrationen von
Werner Tiki Küstenmacher

Knaur Taschenbuch Verlag

simplify your life® ist eine eingetragene Marke der
VNR Verlag für die Deutsche Wirtschaft AG, Bonn.

Besuchen Sie uns im Internet:
www.knaur.de

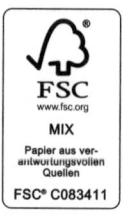

Vollständige Taschenbuchausgabe Februar 2012
Knaur Taschenbuch
Ein Unternehmen der Droemerschen Verlagsanstalt
Th. Knaur Nachf. GmbH & Co. KG, München
Copyright © 2010 Campus Verlag GmbH, Frankfurt am Main
Alle Rechte vorbehalten. Das Werk darf – auch teilweise –
nur mit Genehmigung des Verlags wiedergegeben werden.
Umschlaggestaltung: ZERO Werbeagentur, München
Umschlagabbildung: Werner Tiki Küstenmacher
Druck und Bindung: CPI – Clausen & Bosse, Leck
Printed in Germany
ISBN 978-3-426-78453-2

2 4 5 3 1

Inhalt

Vorwort

Warum ein simplify-Buch für die Ernährung?

100 000 Mahlzeiten hat ein 50-jähriger Deutscher in seinem Leben durchschnittlich gegessen. Und wahrscheinlich noch viel mehr genascht – insgesamt etwa 20 Tonnen Nahrung. Dabei hat er unendlich viele Entscheidungen zu treffen – und ist damit meist nicht glücklich: 85 Prozent der Deutschen sind unzufrieden mit ihren Ernährungsgewohnheiten. 75 Prozent der Männer und 59 Prozent der Frauen sind zu dick. Wir haben ein Problem – und zwar ein zunehmendes, obwohl es noch nie eine so große und günstige Auswahl an Essbarem gab!

Vereinfachen Sie Ihre Essprobleme! Die Zauberwörter heißen: weglassen und den Mund auch einmal geschlossen halten.

Dieses Buch wird Ihnen helfen, Stück für Stück Ihrem Essumfeld und Ihren Ernährungsgewohnheiten auf den Grund zu gehen. Sie werden überrascht sein, wie einfach es sein kann, sich aufs Wesentliche zu beschränken. Wie viel Zeit Sie gewinnen durch Weglassen. Wie Sie Schritt für Schritt Ballast loswerden können und wie Sie unterscheiden lernen, was Ihnen gut tut – und was nicht. *simplify Diät* stellt die Verbindung zwischen aktuellen wissenschaftlichen Erkenntnissen und ihrer praktischen Umsetzung her. Jeder Einzelne kann sein Gewicht in den Griff bekommen. Es ist ganz einfach – man muss nur damit anfangen. Bei sich selbst, bei den Dingen des Alltags. Wie ein Puzzle baut *simplify* die eigene Wahrnehmung und die Schritte zur Veränderung auf. Es ist erstaunlich, wie einfach das am Ende ist. Wenden Sie das *simplify-Prinzip* auf Ihre Ernährung an und Sie werden erstaunt sein, wie klar Ihr Weg durchs Schlaraffenland ist. Machen Sie gleich heute den ersten Schritt – es lohnt sich.

Viel Erfolg!

Dagmar von Cramm

www.dagmarvoncramm.de

Befreien Sie sich von ungesundem Ballast!

Wir leben in Zeiten des Überflusses – die Supermärkte quillen über vor reichhaltigen Lebensmitteln, rund um die Uhr versorgen uns Lieferservices mit Pizza, Nudelgerichten und Burgern. Gleichzeitig erleichtert uns der technische Fortschritt das Leben ungemein: Maschinen nehmen uns die schwerste Arbeit ab, Fahrzeuge bringen uns mit wenig Muskelkraft fast überall hin. Die Folge: Wir essen mehr und bewegen uns weniger. Das bleibt nicht ohne Konsequenzen: Wir werden dicker. In Deutschland sind heute knapp 60 Prozent aller Erwachsenen übergewichtig.

Übergewicht kann lästig sein, es kann krank machen – und es kann auch ein richtiges Unglück sein. Für eine Frauenzeitschrift war ich eine Zeit lang als »Diät-Nanny« tätig. In dieser Eigenschaft habe ich viele Menschen beraten, darunter junge Frauen, die durch schweres Übergewicht vom sozialen Leben ihrer Altersgruppe regelrecht ausgeschlossen waren und sich immer mehr zu Hause vor dem Fernseher 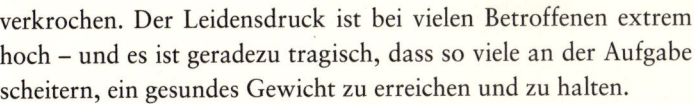 verkrochen. Der Leidensdruck ist bei vielen Betroffenen extrem hoch – und es ist geradezu tragisch, dass so viele an der Aufgabe scheitern, ein gesundes Gewicht zu erreichen und zu halten.

Woran liegt das? Und wie groß ist die Chance, mittels Diät tatsächlich schlanker zu werden? Die wissenschaftliche Datenlage ist trotz der Brisanz des Problems dünn. Eine Metaanalyse von 31 Studien der Universität von Kalifornien kommt zum Schluss, dass Diäten zunächst zu einem Gewichtsverlust führen, der aber langfristig nicht zu halten ist: »Es ist nicht die Frage, ob nach einer Diät wieder Gewicht zugelegt wird – sondern wie viel!« So sensationell die Erfolgsgeschichten in Zeitschriften sind – die Realität sieht anders aus. Mehr als 5 bis 10 Prozent Gewichtsverlust werden meist nicht erreicht. Zwischen 5 und 6 Kilos sind die Regel – das ernüchtert jede 80-Kilo-Frau! Zudem gibt es gesundheitliche Probleme bei regelmäßigen Gewichtsschwankungen, die durch den sogenannten Jojo-Effekt auftreten.

Was kann man also tun?

simplify-Tipp
Machen Sie keine kurzfristige Diät, sondern stellen Sie langfristig Ihre Ernährung um. So nehmen Sie ab und bleiben schlank!

simplify-Idee: Wissen macht schlank

Es gibt viele einseitige Diäten – zum Beispiel die Kartoffel-, Nudel- oder Reisdiät. Immer wieder das Gleiche – das wird schnell langweilig und ist eine echte Sackgasse. Denn wer möchte schon 52 Wochen im Jahr danach leben? Außerdem gibt es Trennkost – mit sehr unterschiedlichen Begründungen, warum dies funktioniert und gut für den Körper ist. Doch auf Dauer ist diese Art von Ernährung mit unserem Alltag nicht vereinbar. Über die Monddiät möchte ich erst gar nicht reden.

Die meisten halbwegs seriösen Diäten senken nicht nur die Kalorienzufuhr – sie verändern auch die Verhältnisse der Nährstoffe zueinander und versuchen damit, dem Stoffwechsel ein Schnippchen zu schlagen. Im Folgenden finden Sie einen Überblick über diese Diäten und ihre Wirkungsweise.

simplify-Tipp
Die meisten Diäten stellen eine Ausnahmesituation her.
Das hilft kurzfristig, aber nicht auf Dauer.

Eiweiß kann helfen – aber Pulver ist keine Lösung

Eiweiß wird benötigt, um die Zellsubstanz zu erneuern. Essen Sie mehr Eiweiß, als dafür gebraucht wird, dann dient es ebenfalls der Energiezufuhr. Dabei entfaltet Eiweiß eine – wie die Wissenschaft sagt – »spezifisch dynamische Wirkung«: Es muss umgebaut werden, damit der Körper etwas damit anfangen kann. Bei dieser Reaktion entsteht Wärme. Sie kennen das: Nach dem Essen wird uns oft warm. Ein Teil der Kalorien wird also aufgewendet, um das Essen zu verdauen, gleichzeitig läuft unser innerer Motor auf Hochtouren. Die Hebel stehen auf Verbrennung – gut fürs Abnehmen. Deshalb wird Eiweiß auch als »Fatburner«, als Fettverbrenner, bezeichnet.

Außerdem scheint es besonders stark zu sättigen. Eiweißbetonte Diäten sind deshalb sehr beliebt. Klassiker dieser Richtung sind die Mayo-Diät mit den berühmten neun hart gekochten Eiern pro Tag, die Managerdiät, Low carb oder die Logi-Methode – auch die fettreiche Atkins-Diät zählt dazu. Zudem gibt es die sogenannten Formuladiäten, bei denen ein Mix aus Eiweißpulver einzelne Mahlzeiten ersetzt.

Das Problem: In natürlichen Lebensmitteln ist Eiweiß meist mit ungesundem Fett vereint: Käse, Milch- und Sahnedesserts, Wurst und Fleisch enthalten überwiegend gesättigte Fettsäuren. Dagegen hilft, fettarme Eiweißträger ganz bewusst zu bevorzugen. Eiweißreich zu essen bedeutet damit oft, fettreich zu essen. Eiweißpulver ist nämlich auf Dauer aber keine wirkliche Alternative. Formuladiäten sind für eine gewisse Zeit sehr erfolgreich – aber möchten Sie tagein, tagaus Eiweißsüppchen schlürfen? Außerdem sind die Konzentrate richtig teuer.

Kohlenhydrate sind mit Vorsicht zu genießen

Kohlenhydrate sind für unser Verdauungssystem am schnellsten
zu verwerten – vor allem, wenn es sich um isolierte Kohlenhydrate
(also Kohlenhydrate ohne weitere Nährstoffe) in weißem Mehl,
Zucker oder Säften handelt: Sie gehen als Glukose in unser Blut
und lösen eine Insulinausschüttung aus. Das Insulin transportiert
dann den Zucker aus dem Blut in die Zellen. Isolierte Kohlenhydrate werden auch als »leere« oder »schnelle« Kohlenhydrate
bezeichnet.

Ein Maß für die »insuline Wirkung« (die Ausschüttung von
Insulin) ist der glykämische Index beziehungsweise glykämische
Ladung (*glycemic load*): Je höher er ist, desto schneller steigt der
Blutzuckerspiegel an.

Es gibt aber auch Kohlenhydrate, die langsamer abgebaut werden, wie zum Beispiel Vollkorn, Gemüse oder – mit Einschrän-
kungen – Obst. Diese Lebensmittel sind zudem
wertvolle Träger von Vitaminen,
Mineral- und Ballaststoffen!
Die Kombination mit Fett und
Eiweiß kann den Verdauungs-
prozess ebenfalls verlangsamen.
Diesen Effekt machen sich die
Glyx-Diät und die Montignac-Methode zunutze, indem sie Lebensmittel mit einem niedrigen Glyx (glykämischen Index) bevor-
zugt empfehlen. Süßes und Brot dagegen sollen gemieden werden.

Insulin transportiert nicht nur Zucker in die Zellen und sorgt so für Energie, es ist auch dafür zuständig, den überschüssigen Anteil in Fettzellen zu speichern. Es wird deshalb auch als »Dickmacher-Hormon« angesehen. Die Methode »Schlank im Schlaf« verteilt darum die Aufnahme von Kohlenhydraten je nach Tageszeit unterschiedlich: morgens viel, mittags wenig, abends so gut wie nichts. Die meisten traditionellen Diäten machen diesen Unterschied nicht. Atkins verbannt Kohlenhydrate fast völlig – die Logi- wie die Montignac-Methode schränken sie stark ein.

simplify-Tipp
Bevorzugen Sie Gemüse und Vollkornprodukte – deren Kohlenhydrate werden langsamer verstoffwechselt und machen darum länger satt.

Fett allein macht nicht fett

Fett galt lange Zeit als Bösewicht: die alleinige Ursache für Übergewicht. Es hat doppelt so viele Kalorien wie die anderen Nährstoffe, da liegt die Schlussfolgerung »Fett macht fett« ziemlich nah. »Low fat« heißt entsprechend auch eine ganze Diätbewegung.

Selbst seriöse Diäten setzen gerne den Fettgehalt herab – und preisen als Ersatz Kohlenhydrate an nach dem Motto: Gummibärchen statt Schokolade. Was übrigens den Gummibärchenabsatz in den letzten zehn Jahren um 100 Prozent steigen ließ.

Die Pfundskur, aber auch Weight Watchers propagierten das Zählen von Fettpunkten: Abnahme vor allem durch Fettreduktion. Tatsächlich ist der Fettverzehr in Deutschland seit den achtziger Jahren um 5 Prozent gesunken, dies zeigte 2008 die erste gesamtdeutsche Verzehrstudie, in Auftrag gegeben vom Bundesministerium für Ernährung, Landwirtschaft und Verbraucherschutz. Im Gegenzug nahmen die Deutschen mehr Kohlenhydrate und Alkoholkalorien zu sich – und wurden dicker!

Ganz bewusst auf Fett setzen die Atkins-Diät und die Low-carb-Methode – beide ersetzen Kohlenhydrate durch Fett und Eiweiß. Erstaunlicherweise hat das in der Regel eine Verbesserung des Blutfettspiegels zur Folge. Über mögliche negative Langzeitschäden wird noch diskutiert.

Aber Fett ist nicht die Lösung für Übergewicht: Pro Gramm hat es einen doppelt so hohen Kaloriengehalt wie Kohlenhydrate und Eiweiß!

simplify-Tipp
Low fat macht nicht schlank – im Gegenteil. Lassen Sie darum lieber die Finger von entsprechenden Diäten.

Wasser ist eine Chance

Wasser enthält null Kalorien – und hat trotzdem Volumen, das heißt es füllt vorübergehend den Magen. Wunderbar! Das machen sich die sogenannten Volumetrics-Diäten zunutze, dazu zählt zum Beispiel die »Magische Kohlsuppe«, aber auch viele andere seriöse Abnehmprogramme. Sie propagieren Lebensmittel und Gerichte 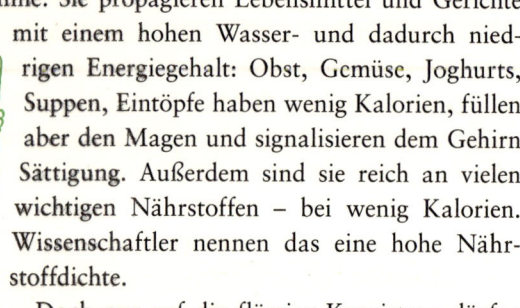 mit einem hohen Wasser- und dadurch niedrigen Energiegehalt: Obst, Gemüse, Joghurts, Suppen, Eintöpfe haben wenig Kalorien, füllen aber den Magen und signalisieren dem Gehirn Sättigung. Außerdem sind sie reich an vielen wichtigen Nährstoffen – bei wenig Kalorien. Wissenschaftler nennen das eine hohe Nährstoffdichte.

Doch nur auf die flüssige Konsistenz dürfen Sie sich nicht verlassen – bei Getränken funktioniert »Volumetrics« nicht: An süßen Säften und Limonaden können Sie sich dick trinken, Milch ist eine Zwischenmahlzeit und kein Durstlöscher. Das gilt ebenfalls für Smoothies!

Was sagt die Wissenschaft?

Neue Hoffnung weckt die »Diogenes-Studie«, an der unter anderem Wissenschaftler des Deutschen Instituts für Ernährungsforschung Potsdam-Rehbrücke mitgearbeitet haben. Über 500 Familien in acht europäischen Ländern nahmen von 2005 bis 2007 an ihr teil. Die ersten Ergebnisse wurden im Jahr 2008 vorgestellt.

Nach einer achtwöchigen kalorienbegrenzten Diät – durchschnittlich verlor jeder erwachsene Teilnehmer 8 Prozent seines Gewichts, das waren 11,2 Kilo – sollte mit einer festgelegten Ernährungsweise das Gewicht gehalten werden. Dabei wurden fünf unterschiedliche Nährwertrelationen verglichen.

Klarer Sieger war die eiweißreiche Kost! Mit ihr blieb das neue Gewicht stabil. Positiv wirkte sich bei einem Teil der Kandidaten aus, wenn die verzehrten Kohlenhydrate einen niedrigen glykämischen Index hatten. Die Erklärung der Wissenschaftler: Eiweiß sättigt am besten und aktiviert den Stoffwechsel. Kohlenhydrate mit niedrigem glykämischem Index tragen ebenfalls zu einer besseren Sättigung bei. Der Fettgehalt der Kost war mäßig, aber nicht low.

simplify-Idee: Vermeiden Sie den Jojo-Effekt

Eigentlich scheint es ja ganz einfach: Übergewicht entsteht, wenn die Energiebilanz positiv ist – wenn man mehr Energie aufnimmt, als man verbraucht: Alle Reduktionsdiäten – so werden Maßnahmen zur Gewichtsabnahme korrekt bezeichnet – drosseln entsprechend die Kalorienzufuhr. Das klappt in der Regel anfangs immer.

Das Problem: Der Körper passt sich an die geringere Energiezufuhr an und beginnt zu sparen. Er senkt die körperliche Aktivitätsbereitschaft – man wird müde. Er senkt die Temperatur – man friert. Er verwertet jedes Fitzelchen Essen – man leidet unter Verstopfung. Die Muskelmasse wird stärker als die Fettpolster abgebaut – deshalb sinkt der Kalorienbedarf, denn Muskelzellen verbrauchen mehr Energie als Fettzellen.

Das Ende vom Lied ist häufig: Man nimmt wieder zu und isst wie zuvor. Im schlimmsten Fall wiegt man nach einer Diät mehr als vor ihr – der gefürchtete Jojo-Effekt ist eingetreten: Gewicht rauf und runter wie bei einem Jojo. Das betrachten viele als unausweichliches Schicksal, statt den Effekt auf das eigene Essverhalten zurückzuführen.

Der Körper reagiert auf eine vermeintliche Notsituation: Das Essen wird knapp – ich muss schauen, dass ich überlebe! Je dramatischer die Gewichtsabnahme zunächst ist, desto wahrscheinlicher ist der Jojo-Effekt. Und ebenso wie der Körper zurückwill zu seinem alten Gewicht, so ist auch die Versuchung groß, in alte Gewohnheiten zurückzufallen.

simplify-Tipp
Ändern Sie Ihre Essgewohnheiten dauerhaft –
nur so nehmen Sie ab und bleiben schlank.

Der Trend zum Snacken ist fatal

Nicht nur was, auch wie wir essen spielt eine Rolle. Während in der Vergangenheit Zwischenmahlzeiten gegen Heißhunger oder sogar »grazing« – Naschen rund um die Uhr – empfohlen wurde, propagieren Ernährungswissenschaftler heute drei Hauptmahlzeiten als Königsweg zum gesunden Gewicht, manche sprechen sich sogar für »dinner cancelling«, den Verzicht auf das Abendessen, aus.

Die wissenschaftliche Datenlage zur Frage der Häufigkeit von Mahlzeiten ist zwar dünn. Doch sprechen jüngste Studien eher für eine zeitliche Begrenzung von Essen: Lieber dreimal am Tag etwas essen, als ständig zu futtern. Versuche zeigen: Wenn die Essgelegenheiten zunehmen, wenn die Auswahl wächst und der Teller größer ist, wenn man reichlich Gesellschaft hat und abgelenkt wird – dann isst man eben auch mehr. Und man produziert ständig Insulin.

Die gesellschaftliche Entwicklung geht aber leider eher zu mehreren kleinen, unregelmäßigen Mahlzeiten hin. Es ist längst kein Tabu mehr, auf der Straße, in der Bahn, im Auto zu essen. Die Zahl der Singlehaushalte nimmt zu – und wer kocht schon für sich alleine ein Essen und nimmt sich für die einsame Mahlzeit Zeit? Die Lebensmittelindustrie und die Gastronomie fördern diesen Trend mit verlockenden Angeboten.

simplify-Tipp
Widerstehen Sie der Snacking-Kultur. Essen Sie dreimal am Tag in Ruhe, das hilft, ein gesundes Gewicht zu halten.

Bewegung allein macht nicht schlank – aber ohne geht's gar nicht

Alle Studien über Diäten weisen einen positiven Effekt von Bewegung nach. Denn die Energiebilanz lässt sich ja auch durch die Erhöhung des Verbrauchs verändern! Doch weiterfuttern wie bisher und dank ein bisschen Sporteln schlank werden – das funktioniert nicht. Denn für ein Stückchen Kuchen (300 bis 400 Kalorien) muss man ungefähr 20 Kilometer auf dem Fahrrad fahren – und wer hat schon so viel Energie, Zeit und Lust?

Wer zunimmt, dessen Gleichgewicht von körperlicher Aktivität und Essensmenge ist aus dem Lot geraten. Das lässt sich wieder rückgängig machen. Aber dazu müssen Sie auf Dauer etwas tun, um diese beiden Pole wieder in Balance zu bringen.

simplify-Tipp
Bringen Sie das Verhältnis von körperlicher Aktivität und Energiezufuhr wieder in ein Gleichgewicht.

Veranlagung ist nicht alles

Die Frage, ob die genetische Veranlagung schuld am Übergewicht trägt, ist bislang ungeklärt. Neueste Erkenntnisse ergeben sogar, dass sich die genetische Codierung durch den Lebensstil ändert. Veranlagung ist also kein unabwendbares Schicksal, sondern wir prägen sie durch unser Verhalten, wir können sie beeinflussen und verändern.

Das bedeutet: Die sogenannten guten Futterverwerter – diejenigen, die mit wenig Nahrung auskommen und bei einem Zuviel schnell zunehmen, müssen nicht zwangsläufig dick werden. Wenn sie bewusster essen und sich mehr bewegen, können sie genauso schlank leben wie die »schlechten Futterverwerter«.

simplify-Tipp
Wenn Sie zur Gruppe der »guten Futterverwerter« gehören, dann kommen Sie mit weniger Essen aus. Richten Sie sich danach und bewegen Sie sich mehr, dann werden und bleiben Sie schlank.

Informationen sind notwendig

Genetisch gesehen sind wir fit für Hungerzeiten, nicht aber für unser modernes Schlaraffenland. Den allgegenwärtigen Verlockungen zu widerstehen, während unser Instinkt uns sagt, wir müssen für schlechte Zeiten vorsorgen – sprich: zulangen –, ist schwer. Das erfordert Willenskraft – aber auch Wissen: Das Angebot von Essbarem ist riesig und kompliziert, weil die Inhaltsstoffe so unterschiedlich sind.

Um sich zurechtzufinden, ist es darum wichtig, sich zu informieren: Was ist gesund? Was ist wirklich gut für meinen Körper? Und was macht mein Körper mit den Nährstoffen? Ebenso zentral: kochen lernen. Denn nur so bestimmen Sie selbst, was in Ihrem Magen landet. Wenn Sie selbst kochen, haben Sie eine sehr viel größere Chance, ein gesundes Gewicht zu erreichen und zu halten.

simplify-Tipp
Mit solidem Ernährungswissen haben Sie die beste Chance, sich vernünftig zu ernähren.

simplify-Idee: Bestimmen Sie selbst über sich und Ihren Körper

Als »Diät-Nanny« hörte ich von Übergewichtigen sehr oft den sehnsüchtigen Wunsch, es möge einfach »Klick« machen und der Schalter umspringen: von unvernünftig auf vernünftig, von »Ich schaffe es nicht« auf »Ich kann das«, von dick auf dünn. Diejenigen, die Verantwortung für sich übernahmen, erreichten das: Sie wurden schlank und blieben es.

simplify-Tipp
Warten Sie nicht darauf, dass einfach ein Schalter umspringt –
Sie müssen ihn selbst umlegen. Dann schaffen Sie es!

Die Verantwortung für sich übernehmen

Jedes Übergewicht hat eine Vorgeschichte – und die hört sich in der Erzählung der Betroffenen oft wie eine Vorbestimmung an: eine dicke Kindheit, eine dicke Familie, eine Schwangerschaft, eine Scheidung, die Schilddrüsenoperation, Arbeitslosigkeit oder ein Unglücksfall. Manchmal sind das sehr traurige Geschichten, manchmal klingt es aber auch wie eine Ausrede.

Doch eines haben all diese Fälle gemeinsam: Verantwortlich für das Übergewicht sind die Umstände oder andere. Eine solche Einstellung kann alle eigenen Bemühungen um ein gesundes Gewicht ersticken. Wer sich klein und ohnmächtig gegenüber den dick machenden Mächten fühlt, der bringt nicht genug Kraft auf, selbst Verantwortung zu übernehmen.

Die Umstände, die Vergangenheit und die anderen können Sie nicht ändern – wohl aber sich selbst. Wenn Sie das erkennen, haben Sie bereits den ersten Schritt zu einem gesunden Gewicht getan.

simplify-Tipp
Übernehmen Sie die Verantwortung für sich:
Sie entscheiden über Ihr Leben!

Bereit sein, sich zu ändern

Meistens werden gute Ratschläge mit den Worten gekontert: Ja, aber … Sicher gibt es viele Gründe, etwas nicht zu tun. Aber wenn Sie alle Veränderungen abblocken, dann wird alles so bleiben, wie es ist.

Veränderungen können unangenehm sein. Manchmal wirken sie bedrohlich oder schmerzhaft. Aber wenn sich nichts verändert, wird sich nichts ändern! Natürlich hat Übergewicht viele Ursachen. Doch nur Sie haben es in der Hand, das zu beeinflussen. Vielleicht verändern sich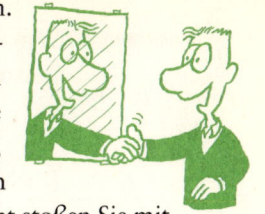
Ihre Beziehungen zu anderen Menschen, vielleicht stoßen Sie mit Ihrem Wunsch abzunehmen auf den Widerstand von Familienmitgliedern oder Freunden.

Aber es ist Ihr Leben: Wenn Sie unter dem Zustand leiden, wenn Sie unzufrieden und unglücklich sind, dann liegt es an Ihnen, etwas dagegen zu tun. Trauen Sie sich, geben Sie sich eine Chance, glücklich zu werden.

simplify-Tipp
Wenn Sie nichts verändern, wird sich nichts ändern:
Trauen Sie sich – geben Sie sich eine Chance.

Mit sich im Reinen sein

Ungelöste Konflikte, unbewältigte Erlebnisse, Selbstlügen und Tagträume sind wie ein Nebel, der Sie daran hindert, den Tatsachen ins Auge zu sehen. Doch nur wenn Sie ehrlich mit sich sind, können Sie aktiv werden. Sonst besteht sehr schnell die Gefahr, gute Vorsätze schon für die Tat zu nehmen.

Klären Sie für sich, was Sie erreichen wollen. Führen Sie sich immer wieder vor Augen, warum Sie Ihr Leben verändern wollen. Malen Sie sich aus, wie es sein wird, wenn Sie Ihr Ziel erreicht haben. Und vor allem: Nehmen Sie sich und Ihre Wünsche ernst. Respektieren Sie sich und Ihren Veränderungswillen. Dann lassen Sie sich auch nicht so schnell von Rückschlägen aus der Bahn werfen.

An sich glauben

Ein gesundes Gewicht zu erreichen und zu halten ist nichts, was von heute auf morgen gelingt. Es wird eine Weile dauern, die notwendigen Veränderungen in Ihr Leben einzubauen und sich an die selbst gesetzten Vorsätze zu halten. Aber es lohnt sich! Genießen Sie Ihres neues Leben, das Sie mit jedem Tag Ihrem Ziel näher bringt. Und glauben Sie an sich: Sie können das schaffen!

simplify-Idee: Werden Sie sich Ihrer selbst bewusst

Warum haben Sie ein paar Kilo oder auch viel mehr auf den Rippen, als gesund ist? Und warum nehmen Sie nicht ab? Das kann viele Gründe haben. Nicht selten sind zu hohe Ziele und zu wenig Geduld schuld am Scheitern von Ernährungsumstellungen. Manchmal wird auch geschummelt, und natürlich ist der Grundumsatz – also die Menge an Energie, die Ihr Körper braucht, um zu funktionieren – bei Menschen unterschiedlich.

Kommen Sie sich selbst auf die Spur: Welche Ursachen treffen auf Sie zu? Wer sich besser kennt, der weiß, was er braucht. Und gerade Essen und Trinken sind sehr persönlich und individuell geprägt.

Was erwarten Sie von einer Diät?

Kurzfristige Crash-Diäten versprechen, dass Sie in kürzester Zeit viele Kilos verlieren. Gesund ist das nicht, denn diese Diäten sind meist extrem einseitig, und eine ausreichende Versorgung mit allen wichtigen Nährstoffen ist nicht gewährleistet. Die Aufnahme von sehr wenigen Kalorien führt außerdem zu einer anschließenden Gewichtszunahme – dem gefürchteten Jojo-Effekt.

Erfolgversprechender und gesünder ist die langfristige Abnahme. Maximal 0,5 bis 1 Kilo pro Woche abzunehmen, sodass Sie nach 20 Wochen etwa 5–10 Prozent Ihres Ausgangsgewichts verloren haben – das ist realistisch und gesund. Denn erfolgreich abzunehmen funktioniert nur, wenn Sie auf Dauer Ihre Gewohnheiten und Einstellungen ändern. Das nimmt nun einmal eine gewisse Zeit in Anspruch.

simplify-Tipp
Setzen Sie sich ein realistisches Ziel in realistischer Zeit. Wer sich Traumziele setzt, der lässt sich insgeheim ein Törchen offen, wenn er scheitert.

Müssen Sie überhaupt abnehmen?

Die zuverlässigste Größe zur Berechnung von Normal- beziehungsweise Übergewicht ist der Body Mass Index (BMI). Er setzt die Körpergröße ins Verhältnis zum Gewicht. Auf zahlreichen Seiten im Internet können Sie Ihren BMI berechnen lassen.

Liegt er zwischen 19 und 25, haben Sie Normalgewicht. Aus gesundheitlicher Sicht besteht somit kein Grund abzunehmen.

Befindet sich Ihr BMI im oberen Bereich dieser Spanne (22 bis 24,9), und fühlen Sie sich nicht recht wohl damit, spricht nichts dagegen, 2–3 Kilo abzunehmen. Im Gegenteil: Studien kommen zu dem Ergebnis, dass dies kein Problem ist und schwerem Übergewicht vorbeugt.

Bei einem BMI von 25 bis 30 haben Sie leichtes bis mäßiges Übergewicht. Auch Ihnen würde es sehr guttun, ein paar Kilos zu verlieren. Vor allem sollten Sie nicht weiter an Gewicht zulegen.

Ein BMI über 30 steht für deutliches Übergewicht. Das birgt Risiken für Ihre Gesundheit, sodass Sie etwas dagegen unternehmen sollten. Nicht nur Ihre Gesundheit wird es Ihnen danken, Sie werden sich wohler in Ihrem Körper fühlen und mehr Power haben.

Haben Sie einen BMI von 19 und darunter, sollten Sie keinesfalls abnehmen, sonst sind Sie untergewichtig. Der Körper benötigt eine bestimmte Menge an Nährstoffen, um gesund zu bleiben. Bei Mangel reagiert er mit Haarausfall, Herzrhythmus-Störungen oder Osteoporose. Untergewicht kann Folge einer Krankheit oder Essstörung sein.

simplify-Tipp
Rechnen Sie ehrlich Ihren BMI aus (Gewicht in Kilogramm geteilt durch Größe in Metern zum Quadrat).

Machen Sie sich gern etwas vor oder sehen Sie den Tatsachen ins Auge?

Unsere Kleidung signalisiert, wenn wir zunehmen – speziell rund um die Taille: die zu enge Hose, der Gürtel, den wir gerade noch mit dem letzten Loch schließen können, die spannende Jacke. Nehmen Sie das ernst – das Signal ist deutlich.

Der zweite gute Ratgeber ist die Waage. Sie sollten sie nicht täglich befragen. Aber einmal in der Woche, immer zum selben Zeitpunkt morgens, sollten Sie sich wiegen. Schreiben Sie Ihr Gewicht in einen Kalender, der am besten in direkter Nähe zur Waage hängt. Das erinnert Sie an Ihr Ziel und an Ihren Status quo – täglich.

simplify-Tipp
Machen Sie sich eine ideale Abnehmkurve für die Dauer von 6 Monaten und hängen Sie sie neben die Waage. Wiegen Sie sich einmal pro Woche und tragen Ihr Gewicht in die Kurve ein.

Halten Sie sich gern an Regeln?

Für eine erfolgreiche Ernährungsumstellung gilt: konkrete Anweisungen ja, unzählige Regeln nein. Eine zu komplizierte oder starre Struktur verwirrt und kann schnell zum Aufgeben führen – nach dem Motto: Wenn ich eine Regel breche, dann funktioniert das Ganze nicht mehr. Die Einstellung »alles oder nichts« führt geradewegs ins Aus. Viel wichtiger ist, dass Sie flexibel auf unterschiedliche Situationen reagieren können.

Zu Beginn können ein fester Speiseplan, bestimmte Rezepte oder auch Fertiggerichte das Abnehmen tatsächlich erleichtern. Das ähnelt dann eher einer Kur – die irgendwann beendet ist. Prima für alle, die ein bis zwei Winterkilos abnehmen möchten, die sie jährlich zulegen. Aber verhängnisvoll, wenn es um ein erhebliches Übergewicht von 10 Kilo und mehr geht, die sich in vielen Jahren angesammelt haben.

Dann nämlich müssen Sie die veränderte Ernährung in Ihren Alltag übertragen, mit Ihren Vorlieben und Abneigungen in Einklang bringen, damit ein gesundes Gewicht von Dauer sein kann. Es ist eine ständige Anpassung an Ihre persönliche und berufliche Situation, die Jahreszeit und Ihre körperlich Verfassung.

Sind Sie verführbar?

Die Sonne scheint, Sie sind in netter Gesellschaft, es gibt etwas zu feiern: Sind das Momente, in denen Sie alle Hemmungen fallen lassen und so richtig schlemmen? Lassen Sie sich von Freunden und Familie gerne zum Naschen überreden?

Führen Sie sich vor Augen, bei welchen Gelegenheiten Sie über die Stränge schlagen und alle guten Vorsätze vergessen. Für diese Situationen müssen Sie sich eine Strategie zurechtlegen – denn natürlich sollen Sie diese schönen Momente nicht meiden!

Zunächst können Sie das Frühstück oder das Mittagessen auslassen, wenn eine Einladung ansteht – und am Folgetag etwas kürzer treten. Sie sollten aber auch lernen, diese schönen Stunden anders als über das Essen und Trinken zu genießen und sie als Gewinn an sich zu betrachten.

Neigen Sie dazu, bei Frust und Kummer mehr zu essen?

»Kummerspeck« ist ein stehender Begriff. Gerade unsere süßen Geschmacksrezeptoren melden an unser Gehirn Glück und

Wohlbefinden, wenn sie gekitzelt werden. Dazu kommen gelernte Reflexe: Wenn Sie schon als Kind mit Essbarem, meist Süßem, belohnt wurden, dann ist das Teil Ihres Verhaltens geworden. In Situationen, in denen Sie so richtig wütend, genervt oder traurig sind, reagieren Sie dann mit der Idee: »Jetzt brauch ich etwas Süßes. Das habe ich mir verdient.« Als ob durchs Essen etwas besser würde! Im Gegenteil: Die Süßigkeiten liegen schwer im Magen, und dem süßen Trost folgen noch größerer Frust und Scham über das eigene Versagen.

Wer viel Kummer und viele Enttäuschungen erlebt, der sollte über eine grundsätzliche Änderung seines Leben nachdenken. Für den Augenblick helfen aber schon kleine Ersatzhandlungen: ins Freie gehen, tief in den Bauch atmen, das Gesicht der Sonne zuwenden – und die Welt sieht etwas heller aus. Diese »Sauerstoffdusche« löst Blockaden. Singen, lachen oder laut brüllen hat einen ähnlichen Effekt. Bewegung baut den Stress ab. Gemeinsam mit Sauerstoff hilft sie, »Frusthunger« zu verdauen und positiv zu denken. Mir persönlich hilft ein »Riechfläschchen« mit ayurvedischem Duftöl – damit kann ich wunderbar entspannen.

simplify-Tipp

Werden Sie kalorienfrei aktiv: Singen Sie, lachen Sie, machen Sie Musik, graben Sie im Garten, tun Sie einem anderen Menschen etwas Gutes oder reden Sie mit einer positiven Persönlichkeit. Dann werden Sie vom »Opfer« zum »Macher«.

Sind Sie ein Stressesser?

Erfolgreiche Geschäftsleute und Politiker legen häufig an Gewicht zu – man kann ihnen buchstäblich dabei zusehen. Wenn Sie eigentlich glücklich, erfolgreich und mit sich zufrieden sind, kann es trotzdem sein, dass Sie unter Stress stehen, den Sie nicht körperlich abbauen, sondern buchstäblich in sich hineinfressen.

Bewegung hilft, Stress abzubauen. Nehmen Sie sich die Zeit dazu. Das hilft Ihnen auch, Ihre Aufgaben weiterhin erfolgreich zu meistern, denn ein sportlicher Ausgleich erhöht Ihre Konzentrationsfähigkeit.

simplify-Tipp
Lesen Sie auf Seite 119 die Passage zum hungrigen Hirn. Vielleicht leiden Sie unter dieser krankhaften Appetitsteigerung.

Glauben Sie an ein unausweichliches Schicksal?

Als »Diät-Nanny« begegnete ich bei meinen Klienten immer wieder einem hartnäckigen Glauben an ein unabänderliches Schicksal: »Das liegt in der Familie«, »Durch die Schwangerschaften ...«, »Mit den Jahren ...«, »Durch den Jojo-Effekt ...« Dicksein wird als Schicksal empfunden, und oft bestärkt das Umfeld das auch noch. Das ist eine Sackgasse!

Übergewicht hat immer etwas mit dem eigenen Verhalten zu tun. Es liegt an Ihnen, ob Sie sich richtig ernähren und sich ausreichend bewegen. Kein Schicksal verdonnert Sie zu einem Leben mit Übergewicht!

Wenn Sie an einer solchen Überzeugung festhalten, schwächen Sie Ihren Willen, und die Gefahr besteht, dass Sie leichter aufgeben. Werfen Sie solchen Irrglauben auf den Müll der Vorurteile. Besinnen Sie sich auf Ihren Willen: Sie bestimmen über Ihren Körper!

simplify-Tipp
Schon Terenz sagte: Dem Mutigen hilft das Glück. Aktiv werden macht selbstbewusster und optimistischer als passiv zu bleiben.

Lassen Sie sich gern von einer Gruppe motivieren, oder sind Sie lieber auf sich allein gestellt?

Das regelmäßige Treffen mit anderen Gleichgesinnten hat viele Vorteile. Denn in Gesellschaft abzunehmen macht nicht nur mehr Spaß, sondern bietet die Gelegenheit zur gegenseitigen Motivation. In kritischen Momenten haben Sie Ansprechpartner an Ihrer Seite, die Ihnen helfen durchzuhalten. Die Treffen spornen an, dem gewünschten Ziel Stück für Stück näher zu kommen.

Aber auch im »Alleingang« ist erfolgreiches Abnehmen kein Problem – das zeigen zumindest Studien. Wichtig ist: Weihen Sie Ihr direktes Umfeld in Ihr Vorhaben ein und bitten Sie um Unterstützung. Eine Vertrauensperson kann über schwache Momente hinweghelfen. Mit ihr können Sie zum Beispiel bei regelmäßigen Terminen Ihr Gewicht kontrollieren und über Ihre Erfahrungen und Ziele reden. Die Verantwortung für Ihren Körper können Sie allerdings nicht teilen oder gar abgeben: Die liegt bei Ihnen!

simplify-Tipp
Machen Sie eine innere Liste: Wer wird Sie wohl unterstützen? Und wer wird Sie entmutigen? Mehr dazu ab Seite 131.

Mögen Sie Süßes?

Zugegeben: Die meisten Menschen lieben Süßes. Bei Babys trifft das auf alle zu, mit zunehmendem Alter kann es sich ändern – nach der Pubertät wird pikanter oder sogar bitterer Geschmack zunehmend geschätzt. Aber in der Regel mögen es die Menschen süß.

Sie sind also in bester Gesellschaft, wenn Sie Schokolade, Kuchen, Bonbons oder Pudding mögen – entsprechend ist das Angebot in Supermärkten riesig. Eine Vorliebe für Süßes zu haben bedeutet nicht, zum Übergewicht verurteilt zu sein. Oft hilft es, den Süßhunger mit einem Müsli und Obst, einem süß belegten Brot oder Gebäck zum Frühstück zu stillen. Wer tagsüber und vor allem abends Süßigkeiten ganz weglässt, wird sie weniger vermissen. Denn Süßes weckt in der Regel den Hunger auf mehr.

simplify-Tipp
Essen Sie bei Süßhunger nichts Süßes, sondern lieber etwas Eiweißreiches. Mehr dazu ab Seite 67.

Sind Sie ein Fan von cremigen Saucen, fluffigen Puddings und sanften Nudeln?

Eine cremige Konsistenz bewirkt ein bestimmtes Mundgefühl. Und das ist nicht nur bei Babys beliebt, sondern auch bei manchen Erwachsenen. Welche Konsistenz haben Ihre Lieblingsgerichte? Wovon können Sie nicht genug bekommen?

Sanft und schmelzend sind nicht nur Nudeln und sahnige Saucen, sondern auch helles, luftig gebackenes Brot, Burger mit den weichen »Buns«, üppig belegte Pizza, Hefeteilchen und süße Milchprodukte aller Art. Die meisten dieser gefälligen Speisen haben einen hohen glykämischen Index, erhöhen also schnell den Blutzuckerspiegel und führen zu mehr Fett auf den Hüften.

Wenn Sie diese Vorliebe bei sich erkennen, versuchen Sie, sie mit pürierten Gemüsesuppen zu befriedigen. Entdecken Sie Quark, aber auch Fisch, der ja ebenfalls eher weich ist. Fleisch sollten Sie bei niedriger Temperatur garen – dann wird es zarter. Und auch bei Vollkornbrot gibt es besonders saftige, gefällige Sorten. Statt Rohkost schmeckt Ihnen vielleicht eher ein Salat aus gegartem und mariniertem Gemüse. Auch Püree aus Kartoffeln und Gemüse liegt wahrscheinlich auf Ihrer Wellenlänge. Das richtet weit weniger Schaden an als fluffiges Fast Food.

Haben Sie eine Vorliebe für Fleisch?

Fleisch ist eine gute Quelle für hochwertiges Eiweiß, Zink und
Eisen. Es liefert außerdem die wertvollen Vitamine B1, B2, B6 und
B12. Bevorzugen Sie »weißes«, fettarmes Geflügel. Fleich selbst
ist besser als Wurst, weil es ohne Pökelsalz auskommt und das
Fett sichtbar ist. Bei Wurst fettarme Varianten bevorzugen. Fett-
arm sind etwa gekochter Schinken ohne Fettrand, Lachsschinken,
Putenbrust, Rot- und Sülzwurst, Bierschinken und Geflügelwurst.

Nehmen Sie zweimal pro Woche Fisch statt Fleisch. Dabei sollte
einmal fetter Fisch wie Makrele, Hering oder Lachs auf dem Speiseplan stehen. Sie sind reich an gesunden mehrfach ungesättigten
Fettsäuren, sie helfen den Cholesterinspiegel zu senken und verbessern die Fließeigenschaften des Blutes. Das Risiko für Herz-
Kreislauf-Erkrankungen sinkt.

Sind Sie Vegetarier?

Sich vegetarisch zu ernähren ist sehr gesund, solange Sie Milchprodukte essen. Wenn Sie jede Menge pflanzlicher Lebensmittel
zu sich nehmen, ist das wunderbar, denn so nehmen Sie viele Inhaltsstoffe wie sekundäre Pflanzenstoffe, Vitamine, Mineralstoffe
oder Ballaststoffe zu sich, die nach neuesten wissenschaftlichen
Erkenntnissen viel für die Gesundheit tun.

Wer ganz auf Lebensmittel tierischen Ursprungs verzichtet, also vegan isst, der muss sich sehr bewusst ernähren, um keinen Nährstoffmangel zu entwickeln. Übergewichtig wird man davon aber kaum.

Doch Vorsicht, wenn Sie ein »Pudding-Vegetarier« sind und sich in erster Linie süß und fettig ernähren: Die Gefahr, dass Sie dick werden, ist sehr hoch.

simplify-Tipp
Als übergewichtiger Vegetarier sollten Sie sich mit Ihrer süßen Ader und Ihren Portionsgrößen beschäftigen.

Sind Sie ein Vielfraß?

Ganz schön provokant, diese Frage. Aber wehren Sie nicht gleich ab. Wie groß sind Ihr Teller und Ihr Glas? Wie voll machen Sie sich den Teller? Wie oft holen Sie sich Nachschlag? Bestellen Sie sich eine Normalpizza oder XL mit Extra-Belag? Werden Sie in der Familie gerne mit heimlichem Stolz in der Stimme als »starker Esser« bezeichnet? Haben Sie manchmal richtige Fressanfälle, wo Sie Mengen an Lebensmitteln verdrücken?

simplify-Tipp
Selbst von Gesundem kann man zuviel essen – am Ende zählen die Kalorien. Und da spielt die Portionsgröße eine Riesenrolle! Mehr dazu auf Seite 40.

Sind Sie ein Dauersnacker?

Wer zwischendrin immer wieder Kleinigkeiten isst, verliert schnell den Überblick, was er alles über den Tag aufgenommen hat. Meist isst man auf diese Weise nicht weniger, sondern mehr – vor allem an kalorienreichen Lebensmitteln. Denn die eigene Wahrnehmung ist beim Essen nebenbei nicht auf das Essen an sich gerichtet. Das Sättigungsgefühl stellt sich verzögert ein – es besteht die Tendenz zum »Zuviel«.

Fest geplante Mahlzeiten helfen, gesund und mit voller Leistungskraft durch den Tag zu kommen. Passen Sie den Zeitpunkt Ihrer Mahlzeiten Ihrem Lebensrhythmus an. Und nehmen Sie sich Zeit fürs Essen, am besten essen Sie in Gesellschaft. Erwachsene kommen je nach körperlicher Belastung mit drei einigermaßen gleichmäßig über den Tag verteilten Hauptmahlzeiten aus. Wenn Sie zwischendrin doch ein kleiner Hunger zwickt: Ein Stück Obst, etwas Gemüse, ein Minijoghurt oder ein Milchkaffee sind in Ordnung.

simplify-Tipp

Die Empfehlung für Zwischenmahlzeiten kommt aus der Nachkriegszeit des Mangels und der körperlichen Anstrengung und meint tatsächlich nur das zweite Frühstück und nachmittags eine Jause.

Kochen Sie selbst oder lieben Sie es vorbereitet?

Wer zu bequem ist, sich selbst um sein Essen zu kümmern, der hat es schwer, schlank zu bleiben. Gehören Sie zu den Menschen, die am liebsten einfach eine Tüte aufmachen oder sich bekochen lassen? Trägheit ist kein Naturgesetz. Sie werden wahrscheinlich kein passionierter Hobbykoch werden – aber die Basics sind einfach. Man muss es nur tun. Fangen Sie an – und verstecken Sie sich nicht hinter fehlender Begabung oder mangelnder Zeit. Schließlich geht es um Ihren Körper und Ihr Wohlgefühl!

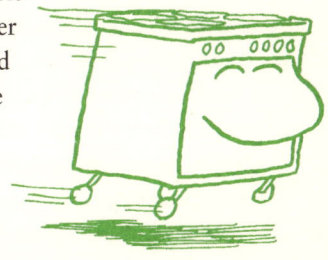

Wie wirken sich Verbote auf Ihr Verhalten aus?

Es hat keinen Sinn, sich bestimmte Lebensmittel strikt zu verbieten. Denn gerade die verbotenen Dinge haben dann einen stärkeren Reiz, das macht das Abnehmen umso schwerer. Meist kann der Verzicht auf ein Lebensmittel nur kurze Zeit durchgehalten werden, dann folgt der Heißhunger, und die Diät droht zu scheitern.

Ganz ohne Richtlinien geht es aber auch nicht. Denn sie sind Hilfestellungen, die Sie dabei unterstützen, dick machende Essgewohnheiten zu ändern. Wichtig ist: Die Essensregeln sollten zu Ihrem Leben und Ihrem Alltag passen und sich umsetzen lassen. Nur so können Sie dauerhaft abnehmen. Betrachten Sie diese Regeln deshalb lieber als Abmachungen mit sich selbst.

Lieben Sie Diätprodukte?

Einige Diäten beinhalten den Verzehr von Pulverdrinks auf Eiweißbasis. Dies ist nur bei starkem Übergewicht sinnvoll, weil schnelle Diäterfolge erwünscht sind. Die Drinks enthalten alle wichtigen Nährstoffe, sind jedoch nicht wirklich schmackhaft. Das ist auf Dauer nicht durchzuhalten. Der Abbruch ist vorprogrammiert.

Bei leichtem Übergewicht ist eine ausgewogene, gesunde Ernährung sinnvoller. Sie macht zusätzliche Vitamin- oder Mineralstoffpillen überflüssig. Vorsicht also, wenn eine Ernährungsberatung mit dem Verkauf solcher Produkte gekoppelt ist – die deutsche Gesellschaft für Ernährung warnt ausdrücklich davor.

simplify-Tipp

Die Bezeichnung Diät bezieht sich oft auf Stoffwechselkrankheiten. So sind diese Produkte zum Beispiel frei von Gluten oder Milchzucker oder Zucker oder salzarm. Das hat aber nicht mit ihrem Kaloriengehalt zu tun.

Möchten Sie wirklich Ihr Leben ändern?

Oft werden mit einer Gewichtsabnahme große Hoffnungen ver- knüpft: »Wenn ich erst einmal schlank bin, dann ernähre ich mich gesund, treibe Sport, bin ich leistungsfähig, unternehmungslustig und aktiv!«

Tappen Sie nicht in diese Falle! Denn es ist genau andersherum: Erst gehören Ihr Lebensstil und Ihre Gewohnheiten auf den Prüfstand – und dann erst die Frage, was Sie davon tatsächlich ändern wollen. Wer im Grunde nichts ändern will, bei dem wird sich auch nichts ändern.

Wem es aber wirklich ernst ist, der wird sei- nen Alltag, seine Einstellung zu Bewegung und zum Essen ändern – und damit automatisch auch Gesundheit und Gewicht!

simplify-Tipp

»Jedem Anfang wohnt ein Zauber inne« schrieb schon Hermann Hesse. Genießen Sie das Gefühl des Neubeginns, lassen Sie sich Flügel wachsen!

simplify-Idee: 13 einfache Antworten auf die häufigsten Diät-Fragen

Wenn es um Diäten geht, gibt es Fragen, die immer wieder gestellt werden. Im Folgenden finden Sie die 13 häufigsten und drängendsten samt einfachen und knappen Antworten. Die Hintergründe werden in den folgenden Kapiteln erklärt.

Wie viele Mahlzeiten am Tag sind optimal?

Drei Hauptmahlzeiten sind für einen Erwachsenen völlig ausreichend. Zusätzlich eine Portion Obst, Gemüse oder Nüsse, ein Joghurt oder ein Latte macchiato sind in Ordnung.

Wer sein Gewicht reduzieren will, sollte vor allem auf Zwischenmahlzeiten aus süßen Riegeln, Knabberzeug oder Kuchen verzichten. Wer sein Gewicht halten möchte, kann etwas großzügiger sein.

Die sichere Reserve gegen Heißhunger: eine kleine Dose mit ungeschälten Mandeln.

Macht abends essen dick?

Wissenschaftlich gibt es keinen Beleg dafür – schließlich müssten dann die Mittelmeervölker alle dick sein! Eine wichtigere Rolle spielen die Gesamtkalorien: Wer abends seine Hauptmahlzeit einnimmt, sollte morgens lieber nur Obst essen. Abendmenschen liegt das im Blut – deshalb sollte jeder für sich herausfinden, was ihm besser bekommt.

Eines jedoch ist sicher: Nächtliches, enthemmtes In-sich-Hineinschaufeln vor dem Kühlschrank macht dick!

Muss ich morgens frühstücken, auch wenn ich keinen Appetit habe?

Nein. Sie sollten nie essen, wenn Sie keinen Appetit haben! Morgens reicht es, einen Tee, Saft oder Milchkaffee zu trinken. Hungrig werden Sie von alleine, und dann können Sie Obst, Müsli oder Brot essen – auch wenn es später Vormittag ist. Wichtig: Nehmen Sie sich ein Frühstück aus wirklich guten und gesunden Zutaten mit, dann sind Sie vorbereitet, wenn der Appetit kommt.

Wie viel muss ich wirklich trinken?

Mit 1,5 Liter sind Sie auf der sicheren Seite. Bei Hitze und Sport etwas mehr. Zählen Sie auch Kaffee und Tee mit: Die Behauptung, Koffein entwässere, hat sich nicht bestätigt. Gefährlich sind Zucker oder Honig im Heißgetränk, aber auch in Limonaden und Säften. Da kommen schnell und heimlich die Kalorien für eine Hauptmahlzeit zusammen.

Macht Vollkorn schlank?

Vollkorn macht satter, weil es einerseits durch seine Ballaststoffe den Magen füllt, andererseits langsamer verdaut wird und dadurch der Blutzuckerspiegel stetiger ansteigt und länger stabil bleibt. Doch fetter Vollkornkuchen oder eine Riesenscheibe Vollkornbrot liefert ebenso viele Kalorien wie ein Brötchen aus weißem Mehl und kann genauso dick machen. Es kommt auf die Menge an!

Was mache ich, wenn ich Appetit habe?

Hören Sie erst einmal in sich hinein, ob Sie wirklich Hunger haben – oder nur Lust, etwas zu essen. Überschlagen Sie dann, wann und was Sie zuletzt gegessen haben. Liegt Ihre letzte Mahlzeit mehr als drei bis vier Stunden zurück, greifen Sie zu und genießen Sie es. Ist weniger Zeit seitdem vergangen, ist es wohl eher Appetit als Hunger, was Sie zwickt: Lenken Sie sich schnell mit einer Tätigkeit ab. Vor allem: Verlassen Sie die Küche!

Was macht dicker – Fett oder Zucker?

Ein Gramm Fett hat doppelt so viele Kalorien wie ein Gramm Zucker. Dafür ist es schwerer verdaulich, Zucker dagegen wird blitzschnell vom Körper aufgenommen, lässt den Blutzuckerspiegel steil ansteigen und dann ebenso rasant wieder abfallen. Wer abnehmen will, sollte beides einschränken. Letzten Endes zählen die Gesamtkalorien. Was zu viel ist, landet in unseren Fettzellen als dicke Reserve – egal ob aus Zucker oder Fett.

Denken Sie daran: Abnehmen werden Sie erst, wenn Sie mehr verbrauchen, als Sie essen – erst dann plündert der Körper seine Fettreserven.

Kann es an der Schilddrüse liegen?

Eine Unterfunktion der Schilddrüse senkt tatsächlich Ihren Kalorienbedarf: Ihr Stoffwechsel arbeitet langsamer. Doch wenn Sie medikamentös eingestellt sind, sollte sich der Grundumsatz normalisiert haben. Aber wahrscheinlich bleiben Sie auch danach ein guter Futterverwerter. Sie müssen sehr kalorienbewusst essen – viel Obst und Gemüse macht das leichter.

Gibt es Fatburner?

Es gibt Lebensmittel, die die Durchblutung anregen und über Wärmeentwicklung (Schwitzen) dem Körper etwas Kalorien entziehen. Dazu gehören in erster Linie Gewürze wie Ingwer, Pfeffer, Chili, Meerrettich und Senf. Auch Eiweiß hat diese Wirkung: Seine Energie wird nur zu 80 Prozent verwertet, weil der Körper Eiweiß erst umbauen muss. Wunder können diese Fatburner nicht bewirken, aber das Abnehmen erleichtern: Würzen Sie gut und essen Sie fettarmes Fleisch, Fisch und Milchprodukte.

Wie nehme ich ab, wenn ich keine Zeit habe zu kochen?

Vor allem: nichts zwischendurch essen. Nehmen Sie einmal am Tag etwas Warmes zu sich: Es gibt gute tiefgefrorene oder gekühlte Fertiggerichte, die einen niedrigen Kaloriengehalt haben (unter 500 Kalorien pro Portion). Wichtig ist dabei ein hoher Gemüseanteil. Meist lässt sich ein einfaches Mikrowellengerät am Arbeitsplatz installieren – dann sind Sie versorgt. Ebenfalls überall im Angebot sind Salatbars: Genehmigen Sie sich täglich eine große Portion, aber nur mit Essig und Öl oder fettarmem Joghurtdressing! Im Übrigen fehlt meist in erster Linie die Lust zum Kochen, das heißt Sie nehmen sich einfach nicht die Zeit.

Helfen mir Eiweißkonzentrate?

Kurzfristig ja. Denn es kommt der Fatburn-Effekt von Eiweiß zum Tragen. Für eine Weile entsteht eine Ausnahmesituation, die euphorisch macht. Das Fatale: Irgendwann kann man das Zeug nicht mehr sehen, möchte wieder mit der Familie essen und fällt ungeschützt in alte, dick machende Gewohnheiten zurück: Dank

Jojo-Effekt nimmt man wieder zu. Auf Dauer hilft wirklich nur, das eigene Essverhalten zu ändern, die Portionen zu verkleinern und sich mehr zu bewegen.

Wie groß dürfen meine Portionen sein?

Die Portionsgröße ist individuell ganz unterschiedlich: Männer können mehr essen als Frauen, Große mehr als Kleine und Junge mehr als Alte. Ein gutes Maß ist die eigene Hand, weil sie der Körpergröße entspricht: eine Portion Brot ist eine Scheibe in Größe der Handfläche, 1,5 Zentimeter dick geschnitten; Wurst, Käse, Fleisch und Fisch jeweils nur in Handtellergrößer; von Gemüse, Obst und Kartoffeln dürfen Sie eine gehäufte Handvoll essen, von Blattsalat zwei Hände voll. Die Ernährungspyramide der Deutschen Gesellschaft für Ernährung zeigt Ihnen, wie viel Sie am Tag wovon brauchen. Das letzte Wort haben Gürtel und Waage: Wer zunimmt, der isst zu große Portionen!

Ist Übergewicht genetisch bedingt, liegt es also in der Familie?

Es gibt tatsächlich gute und schlechte Futterverwerter. Die guten verarbeiten jede einzelne Kalorie aus ihrem Essen, sie nehmen schnell zu und langsam ab. Zwillingsforschungen belegen, dass diese Eigenschaft tatsächlich zum Teil erblich ist. Doch ebenso ist belegt: Die Lebensgewohnheiten beeinflussen diesen genetischen Code und können ihn ändern. Deshalb müssen gute Futterverwerter sich beim Essen stärker zurückhalten – auch wenn's schwerfällt. Die *Neigung* zum Übergewicht ist also durchaus erblich – das Übergewicht selbst nicht!

Nachdem diese Fragen als Einstieg beantwortet sind, lassen Sie uns jetzt mit dem simplify-Programm beginnen.

Räumen Sie Ihr Essumfeld auf!

Was und wie wir essen und trinken wird in hohem Maße bestimmt von unserer Umwelt. Wir sind ständig umgeben von Essbarem. Das beginnt in unseren vier Wänden: Dort horten wir wie die Eichhörnchen Vorräte an den unterschiedlichsten Stellen. Selbst im Handschuhfach unseres Autos oder in der Schreibtischschublade am Arbeitsplatz horten wir Nahrungsmittel. Als ob wir gerüstet sein müssten für Hungersnöte.

Doch davon sind wir weit entfernt: Auf Schritt und Tritt begleiten uns Ess- und Trinkangebote rund um die Uhr. Wer mag, kann den ganzen Tag in Konsumtempeln verbringen; Shoppingmalls und Outlet-Center versuchen, uns das schmackhaft zu machen. Und Restaurants bieten zunehmend Essen 24 Stunden täglich an.

Genau das praktizieren wir auch zu Hause. Schließlich hat der Kühlschrank keine bestimmten Öffnungszeiten, und Dank Mikrowelle sind kleine Portionen im Nu heiß. Was wir da hineintun, das hat uns in ständiger Berieselung die Werbung längst klargemacht. Je mehr und billiger, desto besser.

Schöne neue Esswelt, der wir hilflos ausgeliefert sind? Bei weitem nicht. Gehen Sie mithilfe der simplify-Methode auf Häppchenjagd, spüren Sie Ihre Essfallen auf, durchleuchten Sie Ihr Einkaufsverhalten. Und entscheiden Sie, was Sie wirklich brauchen und was Ihnen guttut: Vereinfachen Sie Ihr Essen.

simplify-Idee: Entrümpeln Sie Ihre Vorräte

Viele Menschen, die abnehmen wollen, gehen erst einmal einkaufen: Berge von gesunden Lebensmitteln, dazu manchmal Drinks und Pillen, außerdem Sportgeräte und die Ausrüstung für ein tägliches Training. Damit ist das Gewissen beruhigt – und wir haben das Gefühl, wir hätten es schon fast geschafft.

Das ist ein dicker Irrtum! Denn wer Gewicht verlieren möchte, muss loslassen, sich nicht nur von Pfunden, sondern besonders von Gewohnheiten und von überflüssigen Lebensmitteln trennen.

simplify-Tipp
Nicht viel hilft viel, sondern weniger ist mehr. Wer Fettzellen verlieren möchte, der sollte bewusst versuchen, sich vom Übermaß zu trennen.

Darf man Lebensmittel wegwerfen?

In dem Film *We feed the world* sehen wir Brote über ein Laufband in die Müllverbrennung wandern: Die Stadt Wien vernichtet täglich so viel Brot, wie in Graz pro Tag gegessen wird. In anderen Regionen der Welt hingegen haben Menschen kaum eine Handvoll Reis am Tag.

Ist es da nicht eine Sünde, Essbares zu vernichten? Wie geht es Ihnen damit, wenn Sie etwas wegwerfen müssen? Gehören Sie zu der Generation, die das erst übers Herz bringt, wenn schon ein Schimmelwald sichtbar ist? In Zeiten des Hungers ist das verständlich. Denn Essen ist dazu da, Hunger zu stillen!

Aber unser Körper ist keine Müllverbrennungsanlage! Spinnen Sie die Idee einmal weiter: Der Überschuss wird gegessen, alle werden noch dicker und in der Folge krank – und der Hunger in der Welt nimmt trotzdem nicht ab. Vater als »Drangtonne der Familie«, die Reste essende gute Mutter, die zur Matrone wird.

Befreien Sie sich von der Vorstellung, für die Essensreste verantwortlich zu sein. Langfristig sollten Sie nur so viel einkaufen, wie Sie wirklich brauchen – doch davon später mehr. Jetzt, in der Stunde null, geht es zunächst darum, die Vorratsschränke aufzuräumen: Was Sie nicht oder nicht mehr essen werden, kommt weg! Originalverpackte Lebensmittel, die noch nicht ihr Mindesthaltbarkeitsdatum überschritten haben, können Sie an karitative Organisationen weitergeben. Die Tafeln zum Beispiel holen Lebensmittel ab und geben sie an Bedürftige weiter. Alle anderen Lebensmittel entsorgen Sie am besten ohne Verpackung in der grünen Tonne: Dort werden sie zu Kompost und fließen so wieder in den Kreislauf der Natur ein. Ausnahme: Fettreiche Lebensmittel müssen in den Restmüll – sie lassen sich nicht kompostieren.

Wenn Sie diese Lebensmittel entsorgen, führen Sie sich einmal vor Augen, was damit in Ihrem Körper passiert wäre. Wie schwer Ihnen das alles im Magen gelegen hätte, wie dick Ihr Bauch geworden wäre und wie sehr dieses Zuviel Sie belasten würde. Machen Sie sich klar, dass jedes Restaurant, jede Kantine und jeder Lebensmittelhändler täglich Lebensmittel vernichtet, um am nächsten Tag Frisches anbieten zu können. Es ist nicht Ihre Aufgabe, das auszugleichen, das können und das dürfen Sie nicht!

Es ist auch keine Lösung, den Partner oder die Kinder mit den Resten zu füttern. Das grenzt an Körperverletzung. Besonders oft sind Haustiere die Opfer dieser gefährlichen Resteverwertung. Mein Mann ist Tierarzt, und in seiner Praxis finden sich eine Menge schweratmiger, übergewichtiger Hunde, deren Fressnapf ständig mit dem Zuviel aufgefüllt wird.

simplify-Tipp
Werfen Sie grundsätzlich weg, was zu viel ist. Sofort und schnell. Sonst bleiben Sie auf Ihren Pfunden sitzen.

Der Kühlschrank-Check

Haben Sie schon mal eine Abnehmsendung im Fernsehen gesehen? Wenn ja, dann haben Sie sicher schon beobachtet, dass der erste Weg der Ernährungsberaterin in die Küche führt. In meiner Tätigkeit als »Diät-Nanny« interessierte mich ebenfalls nicht die gute Stube, sondern die Orte, an denen die Lebensmittel aufbewahrt wurden. Oftmals waren sie direkt vor meinem Besuch von allen Kalorienbomben befreit worden.

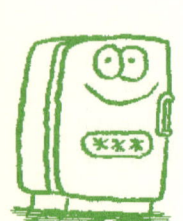 Der Kühlschrank ist der Vormagen der Familie. Begleiten Sie mich also bitte und blicken Sie gemeinsam mit mir in Ihren Kühlschrank, aber im Originalzustand. Mehr noch: Räumen Sie ihn aus und packen Sie alles auf den Küchentisch. Keine Sorge: Die Vorräte werden in der kurzen Zeit, die das Aufräumen benötigt, nicht verderben. Sie bekommen nur auf diese Weise einen Überblick, was alles in den Tiefen Ihres Kühlschranks verborgen ist. Ganz nebenbei können Sie die Gelegenheit beim Schopfe packen: Machen Sie klar Schiff, wischen Sie ihn mit Essigwasser aus.

Und dann beginnen Sie ein neues Kapitel in Ihrer Vorratshaltung. Was gehört dort wirklich hinein?

Raus mit den Sachen, die keine Kühlung brauchen!

Geschlossene Konservendosen benötigen keine Kühlung: Das ist ja der Clou an Konserven und war der Grund für ihre Erfindung. Der erste Anstoß kam übrigens aus dem französischen Kriegsministerium: Das brauchte Vorräte für die Armee – und damals, im 18. Jahrhundert, gab's noch keine Kühlschränke!

Für geschlossene Dosen gilt also: ab in den Keller oder in den Küchenschrank. Aber nur, wenn Sie wissen, dass Sie sie wirklich noch essen werden. Das Mindesthaltbarkeitsdatum muss Sie nicht hindern, selbst wenn es abgelaufen ist: Dosen sind fast unbegrenzt haltbar; ihr Inhalt verliert mit der Zeit allerdings an Geschmack, Aroma und Farbe.

Auch *Nussnougatcreme* oder *klassische Konfitüre* (ein Teil Frucht, ein Teil Zucker) kommt ohne Kühlung aus: Der enthaltene Zucker konserviert ausreichend. Anders sieht es bei zuckerreduzierten Konfitüren aus: Die können aufgrund ihres höheren Wassergehalts, schnell schimmeln und bleiben besser im Kühlschrank.

Ob Sie diese »Light-Konfitüren« wirklich brauchen, ist eine andere Frage. Denn Konfitüre verwenden wir nur in Minimengen – da können Sie sich ruhig Ihre Lieblingsmarmelade mit klassischem Zuckergehalt kaufen. Oder gleich Fruchtaufstrich nehmen – der muss ebenfalls in den Kühlschrank, hat aber garantiert mehr Frucht statt Zucker.

simplify-Tipp
Probieren Sie doch einmal selbst gemixten Fruchtaufstrich aus pürierten Trockenfrüchten, die zuvor in Wasser oder Saft eingeweicht wurden: superlecker, supergesund und lange haltbar!

Die Spezialitätenreste

Wohin mit all den *Fertigdressings*, *-dips* und *-saucen*? Man kauft sie für den Grillabend – und bleibt dann auf den Resten sitzen bis zum nächsten Jahr.

simplify-Tipp
Vereinfachen Sie Ihr Delikatessortiment! Beschränken Sie sich auf gesunde Grundprodukte: Senf, Tomatenmark und Ketchup.

Diese drei dürfen übrigens auch im Küchenschrank stehen, sie benötigen keine Kühlung.

Hingegen wird alles an Würzsauce aussortiert, was Ihren Kühlschrank seit mindestens zwei Monaten unangerührt bevölkert. Entsorgen Sie vor allem fette Produkte wie Mayonnaise oder Remoulade! Sie schmecken schnell alt und sind auf dem Weg zu einer schlanken Figur ein echtes Hindernis.

Das gilt auch für all die Fertigdressings, die teuer, überflüssig und voller Dickmacher sind und überdies Glasmüll ohne Ende produzieren. Sie schleppen sie nach Hause und Sie schleppen sie zum Altglas-Container – mit den Pfunden, die Sie in der Zwischenzeit zugelegt haben. Außerdem: Wer soll das alles essen? Und wozu? Wenn Sie den Feigensenf, den Sie unbedingt ausprobieren wollten, nicht mögen: weg damit! Falls Sie tatsächlich Päckchen mit Fertigsaucen haben – vielleicht sogar cremig mit Mayo: vernichten! Diese Reste belasten Ihre Stromrechnung und machen Ihren Kühlschrank zur fetten Fundgrube.

Die Basics

Und was gehört nun in Ihren Kühlschrank? *Eier* sollten tatsächlich gekühlt werden, weil sie sonst Salmonellen, krankheitserregende Bakterien, entwickeln können. Seit aber das Datum aufs Ei gedruckt wird, kann in dieser Hinsicht nichts mehr schiefgehen. Sind die Sitzplätze in der Kühlschranktür besetzt, haben Sie genug Vorrat. Mehr muss nicht sein.

Milch und *Frischmilchprodukte* sind eine Sache für sich. *H-Milch* muss nur in den Kühlschrank, wenn sie angebrochen wurde. Ungeöffnet ist sie auch bei Zimmertemperatur haltbar. Ob ultrahocherhitzt oder länger frisch spielt ernährungstechnisch keine Rolle. Achten Sie aber auf den Fettgehalt: Optimal sind 1,5 Prozent, denn Milchfett gehört zu den gesättigten Fetten und ist deshalb nicht so gesund (eine Übersicht zu Fetten finden Sie auf Seite 141). Außerdem lassen sich auf diese Weise Kalorien sparen, ohne dass es schwerfällt.

Komplizierter wird es bei den *Milchfrischprodukten*: Da tummelt sich von Puddings über Milchreis, probiotischen Milchprodukten bis zu süßen Molkedrinks und Quarkspeisen eigentlich alles, was süß und kalorienreich ist. Ein Blick auf die Zutatenliste entlarvt Aromastoffe, Stabilisatoren, Dicksäfte, Fruchtsüße – brauchen Sie das? Im Grunde sind das alles kalorienreiche Desserts in gesunder Verkleidung. Wer Figurprobleme hat, beruhigt damit gerne sein Gewissen. Und gefuttert sind diese cremigen Speisen ja schnell. Also: raus damit.

Wer gerne *Joghurt* isst, sollte Naturjoghurt mit 1,5 Prozent Fett im Kühlschrank haben. Mehr nicht – und vor allem keinen Vorrat für eine ganze Woche, sondern maximal für drei Tage. Mit frischem Obst lässt sich daraus ein leckerer Fruchtjoghurt machen, der tatsächlich ein wertvolles Lebensmittel ist. Und nicht jeden Tag gleich schmeckt.

Sie sparen auf diese Weise nicht nur Platz im Kühlschrank, sondern auch die endlose Stöberei durchs Kühlregal im Supermarkt. Und Sie führen sich nicht ständig selbst in Versuchung mit pseudogesunden Süßigkeiten!

Wie steht es mit *Sahne*, *Schmand* und *Sauerrahm*? Die fettreichen Varianten sollten Sie nicht horten. Vor allem keine Sprühsahne! Sie ist süß, aromatisiert und selbst in fettarmer Version wegen der übergroßen Zuckermenge ein Figurkiller, der auch noch jederzeit griffbereit ist: Ein Fingerdruck, und schon ist eine harmlose Orangenspalte ein Dickmacher! Außerdem bildet sich gerne Schimmel in der Spritzdüse – also Hände weg! Einen Stammplatz dagegen kann saure Sahne mit 10 Prozent Fett in Ihrem Kühlschrank erhalten: Die passt in Dressings und Saucen. Alternativ ist auch fettreduzierte Crème fraiche (weniger als 20 Prozent Fett) eine Lösung. Alles andere brauchen Sie nicht, um gut, gesund und kalorienbewusst zu essen.

Als Nächstes ist das *Käsesortiment* dran. Da Käse relativ schnell verderblich ist, gehört er auf jeden Fall in den Kühlschrank. Aber: Schmelzkäse oder Scheibletten bitte entsorgen – beides ist zu salzig und in der Regel zu fett! Für alle übrigen Sorten gilt: keine aromatisierten, gewürzten Varianten. Fettstufen unter 40 Prozent Fett in Trockensubstanz bevorzugen, vor allem bei Hartkäse. Bei Mozzarella, Schnittkäse oder Feta sollten Sie ausprobieren, welche Fettstufe Ihnen noch schmeckt. Auch hier gilt: je weniger Fett, desto besser. Achten Sie bei Frischkäse auf den absoluten Fettgehalt pro 100 Gramm: Er sollte unter 10 Gramm liegen. Besser ist körniger Frischkäse.

Absolutes Highlight in Ihrem Kühlschrank ist *Magerquark*. Er enthält Eiweiß pur und ist grandios fettarm. Und Magerquark ist ein Tausendsassa: Mit Mineralwasser aufgeschlagen und mit Schnittlauch gewürzt zu Kartoffeln oder auf Vollkornbrot ein Gedicht! Und mit etwas gutem Öl verrührt, wird ein gesunder »Sahnequark« daraus, weil dann die Cremigkeit durch die mehrfach ungesättigten Fettsäuren kommt.

Kommen wir zur *Wurst*. Sie gehört selbstverständlich in den Kühlschrank. Und hier gilt: Alles, was sichtbar pur und arm an Fett ist, darf bleiben: Schinken – egal ob roh oder gekocht –, Bündner Fleisch, Roastbeef, Hühnerbrust.

Würste – egal ob Lyoner, Wiener, Streichwurst oder Salami – sortieren Sie aus. Auch wenn draufsteht, sie seien »light«. Denn wenn so eine Wurst »light« ist, dann wird's kompliziert.

Denn sonst müssen Sie stundenlang Packungsaufschriften ent-
ziffern und die GDA (*Guideline daily allowance* = Anteil an der
empfohlenen Tageszufuhr) enträtseln. Doch davon später mehr.

Wie steht es mit *Butter* und *Margarine*? Wer abnehmen will,
sollte belegte Brote zunächst meiden. Und das bedeutet: kein
Streichfett! Das brauchen Sie auch nicht zum Kochen: Das geht
gesünder mit Öl.

Fisch dürfen Sie bedenkenlos in Ihrem Kühl-
schrank lassen – selbst fette Sorten wie
Räucherlachs oder -forelle und natürlich
Krabben pur. Aber bitte keine Monats-
ration. Eine Packung reicht!
Und nun: einmal durchatmen. Räumen Sie
dann Ihre Basics zurück in den sauberen Kühlschrank.
Merken Sie etwas? Mehr Platz, mehr Übersicht – Sie sind wieder
Herr im eigenen Kühlschrank!

Machen Sie sich nun beschwingt an die weiteren Aufräumarbei-
ten.

Das Gemüsefach: Schatzkästchen oder Lebensmittelgrab

Einfache, unveränderte Lebensmittel wie *Gemüse* und *Obst* sind
das Beste, was wir essen können. Sie haben außerdem die höchste
Nährwertdichte, also viele wertvolle Nährstoffe pro Kalorie. Alle
meine übergewichtigen Kandidaten aßen zu wenig davon und
hatten nichts im Kühlschrank! Stattdessen fanden sich ein paar
schrumpelige Anstandsäpfel im Körbchen …

simplify-Tipp
Ihr Kühlschrank sollte mindestens zu einem Drittel
mit Gemüse gefüllt sein.

Glücklich, wer Besitzer eines Kühlschranks mit einem *Kellerfach*
ist. Das hat eine etwas höhere Temperatur und eine höhere Luft-

feuchtigkeit: So bleibt das Gemüse länger knackig. Und das ist sinnvoll, denn diese frischen Lebensmittel haben die geringste Haltbarkeit.

Aber bitte kaufen Sie jetzt nicht gleich einen neuen Kühlschrank: Das widerspricht der simplify-Idee. Sie wollen ja schließlich Ballast abwerfen, nicht aufstocken.

Nutzen können Sie auch ein ganz normales *Gemüsefach*. Es besteht aus Schubladen am Boden des Kühlschranks, direkt unter dem Glasregal: Dies ist der relativ »wärmste« Ort im Schrank.

Aber genau dort finde ich bei meinen Kandidaten oft die Fertigsaucen, Käsereste, Wurstzipfel und Dosen, die einfach hierhin abgeschoben wurden! Weil wir alles, was wir nicht brauchen und am liebsten verschwinden lassen möchten, dort versenken – auf Nimmerwiedersehen.

simplify-Tipp
Befreien Sie die Schubladen von ihrer Funktion als Lebensmittelgrab. Machen Sie sie zu einem Hort der Frische!

Aber nicht alles gehört hier hinein: *Nachreifende (klimakterische) Sorten* wie Tomaten, Paprikaschoten, Äpfel, Birnen, Bananen, Mangos, Melonen und kälteempfindliche wie Kartoffeln, Zwiebeln, Kürbis, Gurke, Zitrusfrüchte und Ananas sind dort fehl am Platze. Sollen sie nachreifen, werden sie am besten in der Küche gelagert. Kartoffeln und Zwiebeln brauchen es dunkel – sie treiben sonst aus. Kartoffeln können durch Lichteinfluss grüne Stellen mit dem giftigen Solanin entwickeln.

Aber *alles, was Blätter* hat, gehört ins Kühlfach: Blattsalat, Spinat, Kohl aller Art. Dazu aber auch Spargel, Fenchel, Bohnen und Erbsen – am besten in einer Plastiktüte, damit nichts austrocknet. Kühlschrankluft ist nämlich knochentrocken!

Für *Kräuter* gilt eine Extraregel: Immer in einer abgeschlossenen Plastikbox direkt im Kühlschrank lagern, so bleiben sie mindestens eine Woche frisch! Absolut tabu: wie Blumen in eine

Vase stellen. Da welken sie nämlich, weil ihr Stoffwechsel weiter-arbeitet.

Aus demselben Grund bei *Bundmöhren*, *Radieschen* und *Kohlrabi* das Grün abzupfen und getrennt aufbewahren, sonst verlieren die Wurzeln und Knollen schnell ihre Knackigkeit, und die Blätter welken ebenfalls. Außerdem gehören Ingwerknollen und Zitronengras ins Kühlfach, die jedes Wokgericht aufpeppen und den Kreislauf anregen!

Nur dies gehört in das Kühlfach – sonst nichts!

simplify-Tipp

Ein gut gefülltes Gemüsefach macht Ihren Kühlschrank zu Ihrem Helfer. Er unterstützt Sie dabei, gesund zu essen und schlank zu werden.

Was ist mit Getränken?

Einer der Männer, die ich als »Diät-Nanny« betreut habe, hatte nach den Angaben in seinem Ernährungstagebuch sehr vernünftig und mäßig gegessen. Ich zerbrach mir daraufhin den Kopf, woher sein Übergewicht stammte. Bei einem Hausbesuch stieß ich auf des Rätsels Lösung: Sein Kühlschrank war gut und gerne zu zwei Dritteln mit Bierflaschen gefüllt! Doch wer gesünder leben will, braucht keine Unmengen von Bier. Auch keine Säfte – und erst recht keine Limonaden.

simplify-Tipp

Wenn Sie Durst haben, trinken Sie Wasser! Alles andere stillt nicht Ihr Bedürfnis, sondern macht dick.

Diesen Rat propagiert auch Prof. Popkins von der Universität North Carolina, der seit Jahrzehnten Regierungen in Sachen Über-

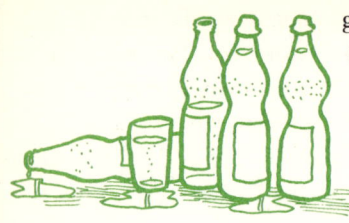

gewicht berät. Er war schockiert von den Schulen in Chinas abgelegenen Provinzen: Bei seinen Besuchen vor 20 Jahren verfügten sie alle über Trinkbrunnen – doch heute gibt es nur noch Limo-Automaten! Die Folge: Die Kinder werden immer dicker, sodass Peking ihn zur Hilfe rief. Seine These: Der Steinzeitmensch aß, um satt zu werden. Dazu musste er kauen und schlucken, bis sein Bauch gut gefüllt war. War er durstig, trank er Wasser. Dass Flüssigkeit auch satt machen kann, hat unser Körper bis heute nicht begriffen.

simplify-Tipp

Halten Sie immer Wasser vorrätig. Wenn Sie es kühl mögen, gern im Kühlschrank. Oder trinken Sie es frisch aus der Leitung: Das befreit Ihre Vorratsschränke!

Das Tiefkühlfach: Vier Sterne für eine gesunde Füllung

Wozu ist ein Tiefkühlfach eigentlich da? Für Eiswürfel? Ja, einverstanden, aber die werden eigentlich nur in der warmen Jahreszeit gebraucht. Wenn Ihre Eiswürfel länger als zwei Monate unangetastet vor sich hin frieren, dann weg damit.

Für Eiscreme? Wer abnehmen will, sollte alle süßen Eisspezialitäten schleunigst entsorgen. Die gibt es künftig nur noch in der Eisdiele: ein Bällchen als Extragenuss. Horten Sie diese Süßigkeit nicht als Vorrat zu Hause! Vor allem nicht, wenn Sie Eisfan sind! Denn anders als Fertiggerichte kann man Eis direkt aus dem Gefrierfach naschen. Und eine Haushaltspackung ist eine wahre Kalorienbombe, während portionierte Eisdesserts in der Regel viel zu groß sind! Also: kein Speiseeis im Tiefkühlfach!

Die Liebhaber von Fertiggerichten haben von Pizza über Baguette bis zur Miniquiche immer etwas zum schnellen Aufbacken im Fach. Diese Artikel sind durch üppigen Käsebelag wahre

Fettlawinen und Kalorienbomben – deshalb weg damit. Ebenso Pommes, Kartoffelecken, Reibekuchen und Kroketten! Sie machen aus einfachen, kalorienarmen, köstlichen Kartoffeln echte Dickmacher. Das gilt für alle gängigen Fertiggerichte: Bis Sie dahinterkommen, was wirklich in ihnen steckt, haben Sie sie längst aufgefuttert.

simplify-Tipp
Vereinfachen Sie den Inhalt Ihres Tiefkühlfachs oder -schranks! Lagern Sie dort nur noch einfache Lebensmittel, die Ihnen helfen, gesund zu essen, auch wenn Sie mal nicht zum Einkaufen gekommen sind.

In Ihren Tiefkühler gehören Lebensmittel, die eine kurze Haltbarkeit haben, aber einen hohen Gesundheitswert bieten: Gemüse, Obst, Fisch, Meerestiere und Geflügelfleisch. *Gemüse* pur, und zwar nicht im Block, sondern in Stücken, damit es leicht zu portionieren ist. Auch *Gemüsemixe* sind gut. Aber nicht als gewürzte oder sahnige Zubereitungen: Dort sind nicht nur appetitanregende Aromen versteckt, sondern auch viele gesättigte Fette. Diese Mixe sind kompliziert – Sie aber sollten nur Dinge zu sich nehmen, die Sie auf den ersten Blick durchschauen können: Beeren, Erbsen, Blattspinat oder Brokkoli. Es gibt wunderbare Gemüsemixe für die Mikrowelle: in fünf Minuten fertig! Dazu ein Ei oder etwas Feta und frische Pellkartoffeln: ein einfaches Superessen, das satt macht und schlank hält!

Auch für *Fisch und Geflügel* gilt: pur ist am besten. Sind Semmelbrösel, Ausbackteig, Gewürzmischungen oder cremige Saucen enthalten, lassen Sie sie lieber links liegen. Würzen können Sie selbst. Alles andere macht mageren Fisch oder leckeres Geflügel zu einem rätselhaften Lebensmittel, dessen Kaloriengehalt Sie nur mühsam überschlagen können.

Zum Schluss noch ein echter Knüller im Tiefkühlfach: *Brot in Scheiben*. Denn gerade unser typisches Abendbrot aus Wurst und Käse macht es schwer, nicht zu viel zu essen. Da wird immer noch eine Scheibe nachgelegt, und der Überblick geht dabei verloren. Wer nur die Scheiben aus dem Tiefkühlfach holt, die er wirklich essen will, macht sich das Leben einfacher. Im Toaster werden sie im Nu verzehrfertig.

Wie steht es mit Resten? Mal ehrlich: Meist frieren die lange Zeit vor sich hin, keiner erinnert sich mehr, was in den Boxen wirklich drin ist, und irgendwann werden sie dann doch entsorgt. Tun Sie das lieber gleich. Das befreit Sie – und Ihr Tiefkühlgerät, das für jedes gefrorene Teilchen Energie aufbringen muss.

Mindestens haltbar bis …?

Nahrungsmittel in Dosen, Gläsern und Tetrapacks sind durch Hitze und Luftabschluss konserviert. Sie sind mindestens 18 Monate lang haltbar, oft aber weitaus länger. Solange sich der Dosendeckel nicht wölbt, kann man sie ohne Bedenken essen – in Versuchen hat man dies sogar zehn Jahre nach Überschreiten der Mindesthaltbarkeitsgrenze getan. Allerdings können der Geschmack, die Farbe oder die Konsistenz leiden.

Trockenprodukte wie Mehl, Reis, Cerealien sind ebenfalls viel länger essbar, als es das aufgedruckte Datum angibt. Zu-

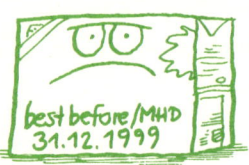

cker und Salz sogar unbegrenzt. Bonbons übrigens auch – Gummibärchen werden allenfalls hart.

Das Mindesthaltbarkeitsdatum gibt nämlich nur an, bis zu welchem Zeitpunkt der Produzent für die Qualität garantiert. »Best before« heißt es deshalb treffender im angloamerikanischen Raum.

Nur fettreiche Lebensmittel wie Nüsse und Kerne, vor allem Schokoladiges, aber auch Vollkorn (das ja noch den fetthaltigen Keim enthält) können nach Überschreitung des Mindesthaltbarkeitsdatums ranzig werden.

Aber brauchen Sie wirklich einen Notvorrat? Ehrlich: Den tragen Sie als Rettungsring um den Bauch. Wir alle haben Energievorräte für mindestens drei Wochen in unseren Fettzellen aufgespeichert. Wenn Sie also ein Gefühl von Sicherheit durch Vorratshaltung brauchen, bunkern Sie lieber eine Ladung Wasserflaschen ein.

Denn ohne Nahrung können wir in Einzelfällen bis zu schier unbegreiflichen 200 Tagen durchhalten – trinken aber müssen wir spätestens nach zwei bis drei Tagen, sonst verdursten wir. Und angesichts des nahezu unbegrenzten Lebensmittelangebots samt Lieferservice rund um die Uhr gibt es den Notfall außerdem nicht wirklich mehr.

simplify-Tipp
Sie brauchen keinen Notvorrat: Befreien Sie sich und
Ihre Küche von unnötigem Ballast.

Mehlmottes Lieblingsort: Der Küchenschrank

Jeden Sommer haben sie Hochsaison, und jeden Sommer scheinen es mehr zu werden: die Mehlmotten. Sie sind Kinder des Überflusses! Die vergessenen Brotbackmischungen in der hintersten Reihe, die tausendundeine Sorte Cerealien, die Tütensuppen, Tütensaucen, Tütenfixe – das sind ihre Nährböden. Sie lieben auch Mehl, Semmelbrösel, Reis, Grieß, Nudeln, Puddingpulver, Trockenfrüchte, Nüsse.

Mehlmotten sind harmlos. Und das sind Ihre Ladenhüter in den bunten Tüten im Küchenschrank auch. Denn all diese Vorräte sind pur nicht wirklich verlockend – man muss sie zubereiten. Sie zählen zu den Grundnahrungsmitteln und führen Sie nicht in Versuchung.

Aber brauchen Sie sie wirklich? Wenn Sie Gewicht verlieren und sich von Ballast befreien wollen, setzen Sie Ihre simplify-Inspektion im Küchenschrank fort.

Machen Sie folgendes Spiel: Schreiben Sie auf, welche Vorräte sich in Ihrem Schrank verbergen und was Sie in den letzten Wochen tatsächlich gebraucht haben. Ohne nachzusehen – einfach aus dem Gedächtnis. Markieren Sie die Dinge, die Sie wirklich in Ihrer Küche verwenden. Und dann räumen Sie den Schrank aus. *Surprise, surprise*? Sie ahnten gar nicht, was sich da alles auf den hinteren Rängen tummelt? Nun – dann brauchen Sie es auch nicht. Und werden es ebenso wenig in den nächsten Monaten benötigen. Trennen Sie sich davon!

Füllen Sie die restlichen Lebensmittel in Schraubgläser um – das ist der beste und billigste Schutz vor Mehlmotten. Und das Etikett mit Beschreibung oder Haltbarkeitsdatum einfach ausschneiden und mit Klebestreifen auf dem Glas befestigen.

simplify-Tipp
Bewahren Sie Lebensmittel im Küchenschrank in Schraubgläsern oder verschließbaren Plastikbehältern auf – der einfachste Schutz gegen Mehlmotten.

Auf der Suche nach Süßem

Schokolade, Gummibärchen, Kekse und Riegel sind klein, unauffällig und passen in jede Schublade. Es gibt den notwendigen Vorrat: Man muss ja schließlich etwas für Gäste im Haus haben. Aber mal ehrlich: Bieten Sie Ihren Gästen eine ganze Tafel Schokolade an? Oder einen Teller mit Müsliriegeln? Ist das nicht nur ein Vorwand? Denn wer unangemeldet vorbeischaut, erwartet keine Bewirtung. Welchen Teil Ihrer Bewirtungsvorräte verdrücken Sie selbst?

Süßigkeiten im Haus sind ein echtes Hindernis auf dem Weg zu einer guten Ernährung und einem gesunden Gewicht. Denn sie haben enorm viele Kalorien pro Gramm und sie verführen dazu, sie sich zwischendurch in den Mund zu schieben, weil man sich gerade langweilt oder frustriert ist.

Natürlich kenne ich auch die Fälle, in denen Menschen nachts zur Tankstelle sausen, um dort Süßigkeiten zu kaufen. Aber normalerweise sinkt man schokoladenlos ins Bett, wenn sich keine süße Reserve im Haus befindet. Und am nächsten Morgen ist man froh darüber, nicht schwach geworden zu sein.

Süßigkeiten sind relativ billig und kein großer finanzieller Verlust. Trennen Sie sich also beherzt und verschenken Sie die edlen Pralinen weiter – aber zeitnah, bevor sie von einem weißen Schleier überzogen sind! Gleiches gilt übrigens für Knabberzeug wie Chips, Flips, Salzgebäck. Lassen Sie sich auch nicht weismachen, fettfreie Gummibärchen oder Reiskräcker seien die Lösung. Alles kommt weg!

simplify-Tipp
Bewahren Sie weder süße noch salzige Snacks im Haushalt auf, wenn Sie oder ein Familienmitglied Gewichtsprobleme haben!

Der traurige Obstteller

Bevor ich übergewichtige Kandidaten besuche, schicke ich ihnen einen Fragebogen. Bei der Frage: »Haben Sie Obst im Haus?« kreuzen die meisten die Antwort an: »Bei uns ist immer Obst im Körbchen.« Und da bleibt es auch. Wenn ich zu meinem Hausbesuch komme, schrumpeln da Berge von Äpfeln vor sich hin, die Bananen sind braun, die Orangen ledrig. Alibiobst.

Sehen Sie Ihren Obstteller an: Wann haben Sie da zuletzt zugegriffen? Die Universität Erfurt fand in einer Studie heraus, dass das am häufigsten gezeigte Lebensmittel in deutschen TV-Serien Obst ist. Warum wohl? Weil es eine einfache und preiswerte Deko für jede Küchenszene ist. Aber ehrlich: Dafür ist es eigentlich zu teuer und zu schade.

simplify-Tipp
Verzichten Sie auf den Alibiteller. Kaufen Sie nur das frisch ein, was Sie heute oder vielleicht noch morgen wirklich essen möchten.

simplify-Idee: Specken Sie Ihre Einkäufe ab

Haben Sie Ihre Vorräte verringert? Prima, dann haben Sie sich wahrscheinlich von mindestens 56 000 Kalorien befreit. Das entspricht ungefähr dem empfohlenen Lebensmittelvorrat einer Person für vier Wochen. Und das wiederum sind umgerechnet 8 Kilo Hüftspeck! Sie haben sich buchstäblich erleichtert. Gratulation: Sie haben den ersten, wichtigen Schritt zu einem gesunden Gewicht und einer einfachen Ernährung gemacht!

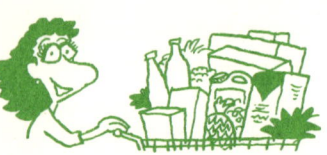

Aber das war natürlich erst der Anfang. Denn diesen Fortschritt können Sie innerhalb weniger Wochen mithilfe eines gut gefüllten Einkaufswagens wieder zunichte machen! Deshalb ist das unsere nächste Etappe: Ihre Einkäufe.

Wie gehen Sie einkaufen? Spontan? Mit Zettel? Alleine? Lieben Sie Großeinkäufe? Lösen Sonderangebote bei Ihnen einen Kaufreiz aus? Oder ist es die tolle Werbung und die exklusive Verpackung?

simplify-Tipp
Wer ein gesundes Gewicht erreichen und halten möchte,
muss anders einkaufen: Nehmen Sie nur das, was wirklich nötig ist.

Schalten Sie die Werbung ab und Ihre Wünsche an

Was glauben Sie: Für welche Lebensmittel werden die meisten Werbemillionen ausgegeben? Laut Thompson Media Control entfiel von den 1 759 Millionen Euro, die im Jahr 2008 für Lebensmittelwerbung flossen, gut die Hälfte auf Süßigkeiten, ungefähr ein Viertel wurde für Milchprodukte ausgegeben, die zum Teil ja auch zu den Süßspeisen gehören. Gemüse und Obst? Fehlanzeige!

Die ehemalige Präsidentin Irlands, Mary Robinson, machte darauf aufmerksam, dass die EU genau die Lebensmittel subventioniert, die ernährungsphysiologisch wenig empfehlenswert sind: Butter, Fleisch und Zucker bekommen den Löwenanteil – Gemüse, Obst und Getreide gehen fast leer aus. Denn damit ist schließlich kein großer Gewinn zu machen. Der entsteht erst, wenn einfache Grundnahrungsmittel industriell bearbeitet, toll verpackt und jubelnd beworben werden.

Beobachten Sie sich doch einmal selbst vor einem großen Kühlregal mit Milchprodukten: Welchen Artikel wählen Sie? Greifen Sie nicht vielleicht doch zu der Marke, die Sie vor kurzem in der TV-Werbung gesehen haben? Die dort als hip, mit großem Zusatznutzen versehen und glückssteigernd angepriesen wurde?

Nicht ohne Grund fließt so viel Geld in die Werbung: Etwa 30 000 neue Produkte kommen jährlich neu in den Lebensmittelhandel. Eine Durchschnittsfamilie hat aber im Jahr nur etwa 466 unterschiedliche Produkte in ihrem Einkaufskorb – Obst, Gemüse und Brot nicht mitgezählt. Von den neuen Lebensmitteln schaffen es tatsächlich überhaupt nur 196 bis in den Haushalt!

Das bedeutet: Sie müssen jeden Tag unter immer wieder neuen Produkten Ihre Auswahl treffen. Das kann ganz schön zeitraubend sein. Laut dem Ernährungsforscher Brian Wansink fällt jeder Mensch pro Tag etwa 200 Essentscheidungen! Haben Sie nicht auch schon vor zehn Sorten Spaghetti gestanden? Und versucht, die Unterschiede herauszufinden? Oder gar den Preisunterschied?

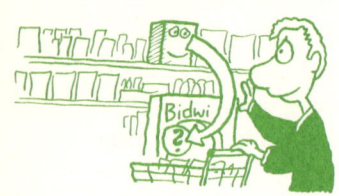

Viele Produkte entsprechen oft in keiner Weise Ihren Bedürfnissen, sondern denen der Lebensmittelindustrie beziehungsweise des Handels. Bestes Beispiel: Die stoßfesten Tomaten der siebziger Jahre, die gut zu transportieren und zu lagern waren, aber keinerlei Geschmack hatten. Erst heute, Jahrzehnte später, kann man wieder mit Genuss Tomaten essen, weil am Ende doch der Geschmack siegte.

Oder denken Sie an das Riesenangebot von Lebensmitteln speziell für Kinder, die weder gesund noch kindgerecht sind und trotzdem Regale meterweise füllen! Oder gar die Diabetiker-Lebensmittel mit Fruchtzucker, die nach neuesten Forschungsergebnissen nicht nur überflüssig, sondern Dickmacher sind. Wer nicht weiß, was er will, geht im Supermarkt von heute unter.

simplify-Tipp

Fragen Sie sich bei jedem Artikel: Brauche ich das wirklich? Kann ich das wirklich alles in den nächsten Tagen essen? Das ist Ihr simplify-Kompass, der Sie sicher durch den Überfluss führt.

Das Etikett – viele Botschaften, aber was bedeuten sie?

Wer Gewichtsprobleme hat – und das trifft auf gut die Hälfte der Bevölkerung zu –, der muss abschätzen lernen, wie viele Kalorien in seinem Bauch landen. Das ist gar nicht so einfach. Nur der gesunde Menschenverstand reicht da in der Regel nicht aus.

Natürlich gibt es Kalorientabellen. Die helfen bei einem Apfel, einer Kartoffel oder einem Stück Brot. Doch schon bei Wurst und

Käse wird es schwierig. Denn eine harmlose Scheibe Lyoner (ungefähr 30 Gramm) kann nur 50 Kalorien haben – oder glatte 100! Eine Scheibe Butterkäse (rund 20 Gramm) enthält fette 80 oder schlanke 50 Kalorien. Ansehen kann man das Wurst und Käse nicht – und schmecken nur manchmal.

Und was machen Sie angesichts der vielen unterschiedlichen Brotaufstriche? Den Saucen, Dips und Suppen? Den Fertiggerichten und Milchprodukten? Die Verbraucherschützer fordern deshalb eine Ampel auf Lebensmitteln: Rot heißt: Achtung, kalorienreich, nur in kleinen Mengen essen; Gelb bedeutet: Vorsicht, nicht zu viel. Und Grün: nur zu – jede Menge. Hört sich wunderbar einfach an, wurde aber doch zum Zankapfel. Die Hersteller von Schokolade und Chips fürchteten die roten Punkte, die ihre Produkte zieren würden, und die Ernährungswissenschaftler fanden das alles zu ungenau. Ein Kompromiss steht derzeit noch aus. Was also tun, wenn man sich jetzt schon gesund und schlank ernähren will?

Da hilft die simplify-Ampel:

- *Grün*: Das dürfen Sie unbegrenzt genießen – dies gilt für frisches Obst, Gemüse und Kartoffeln sowie für einfache Lebensmittel, die pro 100 Gramm weniger als 100 Kalorien haben.
- *Gelb*: Das sollten Sie nur in Maßen essen – hierunter fallen Produkte, die zwischen zwei und sechs Zutaten haben und 100 bis 200 Kalorien enthalten.
- *Rot*: Das dürfen Sie nur in Miniportionen konsumieren – dies gilt für Lebensmittel mit mehr als sechs Zutaten und mit über 200 Kalorien pro 100 Gramm.

Natürlich sagt diese Ampel nichts über den Ernährungswert des Lebensmittels aus – also ob es einen wertvollen Beitrag zur Nährstoffversorgung leistet. Olivenöl ist zum Beispiel reich an ungesättigten Fettsäuren und gehört trotzdem zu den »roten Produkten«, weil es tatsächlich nur in kleinen Mengen genossen werden sollte. Denn es hat unglaubliche 890 Kalorien pro 100 Gramm. Die wer-

den zwar ein wenig anders vom Körper verarbeitet als Butter, aber hier geht's vor allem
um ein gesundes Körpergewicht – und um
versteckte Dickmacher, also um die Menge.
Beides bekommen Sie mit der einfachen simplify-Ampel in den Griff! Auch ohne Ernährungswissenschaften
zu studieren.

Misstrauen Sie den Richtwerten auf der Packung!

Auf sehr vielen Packungen der großen Lebensmittelkonzerne
steht brav vermerkt: »soundso viel Prozent der GDA«. Das klingt
toll. Aber was bedeutet GDA eigentlich? Kaum jemand weiß das,
denn kaum jemand beschäftigt sich damit – leider. GDA ist die
Guideline daily amount, ein Richtwert für die Tageszufuhr von
Energie sowie bestimmten Stoffen mit der Nahrung. Aber diese
Werte wurden von der Lobby der europäischen Ernährungsindus-
trie festgelegt (Verband der Europäischen Lebensmittelindustrie: CIAA). Die vertritt die Meinung, jeder Mensch brauche 100
Gramm Zucker am Tag – egal ob im Obst oder als verarbeiteter
Industriezucker zu sich genommen.

Das ist natürlich Unsinn, weshalb die Ernährungswissenschaftler diese Richtwerte ablehnen. Der tägliche Kalorienbedarf ist
zum Beispiel mit 2 000 angesetzt – aber auf der Packung steht
nicht, auf wen sich dieser Wert bezieht: Auf Frauen? Auf Männer?
Und in welchem Alter? 2 000 Kalorien pro Tag sind beispielsweise
für Frauen über 50 zu viel.

Und wenn auf den Lebensmittelpackungen von Portionen die
Rede ist, dann verlassen wir endgültig den Boden der Tatsachen.
Denn was eine Portion ist, das legt der Produzent fest. Bei kalo-

rienreichen Lebensmitteln ist die Portion meist ziemlich klein. Sie umfasst nicht etwa die ganze Pizza, die in der Packung steckt, sondern die Hälfte. Und nicht etwa die komplette kleine Chipstüte ist gemeint, sondern 20 Gramm. Und natürlich gilt als Portion nicht die ganze Pralinenschachtel oder Schokoladentafel! Bis Sie das alles während Ihres Einkaufs herausgefunden und berechnet haben, ist der Supermarkt geschlossen!

Doch es gibt tatsächlich wissenschaftlich relevante Werte. Das sind die RDA (*recommended dietary allowances*), meist übersetzt als »empfohlene Tagesdosis«; vergleichbar damit sind die DACH-Werte der Deutschen, der Österreichischen und der Schweizer Gesellschaft für Ernährung. Aber das nur nebenbei.

Am besten ist: Sie beachten die Angaben auf den Lebensmittel-etiketten über Portionen, GDAs und andere Richtwerte gar nicht. Nur die Angaben pro 100 Gramm zählen wirklich. Das meinen übrigens auch Ernährungswissenschaftler.

simplify-Tipp
Vergleichen Sie nur die Angaben pro 100 Gramm.
Und behalten Sie die simplify-Ampel im Blick!

Light oder nicht light?

Bei dieser Frage geht es um eine besondere Art von Etiketten-schwindel. Unter »light« versteht man ja meist: kalorienarm, leicht. Also grün – unbeschwert zugreifen? Eben nicht. Denn »light« ist ja kein absoluter Wert – er richtet sich nach dem ursprünglichen Produkt. Mit anderen Worten: Light-Produkte sollen 30 Prozent weniger Kalorien als das Original enthalten. Das wird durch weniger Fett und Zucker erreicht. Damit die Produkte schmecken, wird tief in die Trickkiste der Lebens-mitteltechnologie gegriffen: Süßstoffe, Zuckeraustauschstoffe, Aromen und Stabilisatoren sollen dem Geschmack und der Konsistenz auf die Sprünge helfen. Denn Fett und auch Zucker sind

Geschmacksträger. Wer sie reduziert, muss das mit ausgefeilter Technik wieder wettmachen.

Kritiker meinen: Das eigentliche Problem, nämlich das dick machende Essverhalten, wird auf diese Weise nicht angegangen – wenn die Diät vorbei ist, greift man wieder wohlgemut zum gehaltvollen Original. Außerdem wird von Light-Produkten oft mehr gegessen – weil sie ja light sind. Das ergaben wissenschaftliche Studien. Vor allem Übergewichtige fielen auf den Light-Trick herein und aßen rund 50 Prozent mehr, während Schlanke 20 Prozent mehr knabberten!

simplify-Tipp
Wenn Sie die Light-Variante wählen, dann essen Sie nicht mehr, als Sie vom Original zu sich nehmen würden! Sonst kann sich die Wirkung sogar umkehren, und Sie nehmen zu!

Halten Sie sich lieber an einfaches und unverändertes Essen: Es gibt genug natürliche Light-Lebensmittel wie Obst und Gemüse, magere Milchprodukte und Fisch, die diese künstlichen Lebensmittel überflüssig machen.

Kalorienreduziert

Wenn auf diätetischen Lebensmitteln »kalorienreduziert« oder »im Brennwert vermindert« vermerkt ist, enthalten sie 40 Prozent weniger Kalorien als das Original. Das ist gesetzlich so vorgeschrieben. Klingt viel, aber wenn das Original eine Kalorienbombe ist wie eine Pizza mit viel Käse oder eine echte Mayonnaise, dann verfügt die kalorienreduzierte Variante immer noch üppig über Fett.

simplify-Tipp
Egal, was draufsteht: Es kommt auf die Kalorien pro 100 Gramm an.

Vorsicht bei Geschmacksverstärkern und Aromen

Lebensmitteln dürfen Substanzen zugesetzt werden – allerdings muss das auf der Verpackung angegeben werden. Und das führt dazu, dass ellenlange Listen bedrohlich wirkender E-Nummern oder unverständlicher Namen der Zusatzstoffe klitzeklein abgedruckt sind. Hinter den E- oder Europa-Nummern verbirgt sich die Codierung der genehmigten Zusatzstoffe. Ohne Lupe kommt man da oft kaum weiter – und ohne ein Lexikon der Zusatzstoffe erst recht nicht.

Vorweg: All diese Substanzen sind nach heutigem Wissensstand ungefährlich. Aber sie sind oft überflüssig, auf manche reagieren empfindliche Menschen allergisch. Und sie alle legen es darauf an, uns immer weiter zum Essen zu verführen. Mitunter sollen sie auch Billigprodukte attraktiver machen. Damit der Kuchen gelb erstrahlt und wir vermuten, da sind viele Eier drin, ist er mit Beta-karotin eingefärbt und mit Vanille- und Butteraroma angereichert.

Bei pikanten Produkten ist der Appetitmacher Nummer eins der Geschmacksverstärker *Glutamat*. Eigentlich ein völlig überflüssiger Zusatz: Denn wenn ein Lebensmittel aus hochwertigen Zutaten besteht, dann sollte es auch ohne Verstärker schmecken! Auch »Glutaminsäure« oder »Hefeextrakt« wirken als Geschmacksverstärker. Das gilt ebenfalls für zugefügte Aromastoffe. Und zwar ganz egal, ob künstlich, natürlich oder naturidentisch. Diese Unterschiede sind nämlich ohne Aussagekraft: Alle Aromastoffe sind letzten Endes künstlich produziert. Deshalb wird es ab 2011 in der EU auch nur noch »Aromen« geben. »Natürlich« darf dann ausschließlich heißen, was tatsächlich zu 95 Prozent aus dem genannten Grundstoff besteht.

Es geht aber auch ohne, wie einige Hersteller beweisen. Und für den guten Geschmack gibt es ja natürliche Gewürze und Kräuter!

simplify-Tipp
Hände weg von Lebensmitteln mit Glutamat und Aromen.

Zusatzstoffe: so viel wie nötig, so wenig wie möglich

Wie steht es mit den *Stabilisatoren, Emulgatoren* und *Verdickungsmitteln*? Sie halten ein Lebensmittel, das aus mehreren Komponenten besteht, stabil. Sie sorgen dafür, dass das Dressing in der Flasche sich nicht aufteilt in einen öl- und einen wasserhaltigen Teil oder dass das Mousse au Chocolat aus dem Kühlregal nicht in sich zusammenfällt. Und sie sind der Grund, warum fettreduzierte Lebensmittel stabil bleiben und die richtige Konsistenz erhalten. Mit anderen Worten: Sie sind oft das geringere Übel.

Bei *Konservierungsstoffen* stellt sich die Frage: Brauchen Sie tatsächlich Dips, Dressings oder Fertigsalate als lange haltbare Lebensmittel? Wählen Sie lieber die frische Alternative: Die ist gesünder, hält schlank und schmeckt viel besser!

simplify-Tipp
Einfache Stabilisatoren, Emulgatoren und Verdickungsmittel lassen sich oft nicht vermeiden, aber auf Lebensmittel mit Konservierungsstoffen sollten Sie besser verzichten.

Geächtete Fette: Transfettsäuren

Ungesättigte Fettsäuren sind wichtig für eine gesunde Ernährung. Transfettsäuren gehören zwar zu dieser Gruppe, doch anders als bei ihren viel gelobten Vettern wurde ihre Kettenstruktur »verdreht«. Dies geschieht durch Mikroorganismen – etwa in tierischen Milchfetten, also vor allem in Butter und Käse – oder durch eine industrielle Teilhärtung von Pflanzenölen beispielsweise in Margarine und Instantprodukten wie Suppen und Saucen oder auch Süßigkeiten und Gebäck. Sie entstehen ebenso beim Frittieren.

Transfettsäuren haben eine negative Wirkung auf die Gesundheit. Denn sie erhöhen das schlechte LDL-Cholesterin im Blut und senken zugleich das gute HDL-Cholesterin. Dadurch steigt das Risiko für Arteriosklerose. Dies wurde in den neunziger Jahren festgestellt. Seither werden Transfettsäuren geächtet und sind zum Glück aus vielen Produkten, vor allem aus guter Margarine, verschwunden.

Wenn also »gehärtete Fette« auf der Packung steht, bedeutet das nicht unbedingt: reich an Transfettsäuren. Aber Vorsicht bei Blätterteiggebäck, Instantprodukten und Ausgebackenem: Hier besteht immer noch die Gefahr einer hohen Menge an Transfettsäuren. Die Empfehlungen der Experten lauten: Die Zufuhr von Transfettsäuren sollte 1 Prozent der Tagesenergie nicht überschreiten.

simplify-Tipp
Verzichten Sie auf Gebäck, Riegel und Instant-Lebensmittel mit dem Zusatz: »gehärtete Fette«. Ausnahme: Sie sind ausdrücklich frei von Transfettsäuren.

Vorsicht, Zucker!

Zucker hat viele Verwandte, die sich hinter unterschiedlichen Namen verbergen, aber über einen ähnlichen Kaloriengehalt verfügen. Häufig findet man auf Zutatenlisten mehrere dieser Zuckerarten – eher am Ende der Liste, was kleine Mengen suggeriert. Doch wenn Sie mal alle Zuckerarten zusammenzählen, müsste in vielen Fällen der Zucker als Hauptbestandteil an erster Stelle stehen.

Saccharose (Zucker) setzt sich zusammen aus *Glukose* (also Dextrose beziehungsweise Traubenzucker) und *Fruktose* (Fruchtzucker). Zur Familie gehören außerdem *Laktose* (Milchzucker) und *Maltose* (Malzzucker). *Invertzucker* ist ein Mix aus Glukose und Fruktose und kommt unter anderem im Honig vor, Maltodextrin ist Stärkezucker.

Gerade wenn Produkte damit beworben werden, dass sie Fruchtsüße (Fruktosesirup) oder Sirup enthalten oder dass sie gar »zuckerfrei« sind, ist Vorsicht angebracht. Denn Tierversuche haben gezeigt, dass Mäuse besonders von Fruchtzucker fett werden. Der ist aber in den meisten süßen Getränken enthalten – und ebenso in pseudogesunden Joghurts und Milchprodukten. Auch viele Smoothies werden mit Sirups und Dicksäften gesüßt.

simplify-Tipp
Vorsicht bei Produkten mit Zusätzen, deren Endung -ose lautet, und bei Lebensmitteln, die mit Sirup oder Dicksaft versetzt sind: In ihnen allen ist Zucker enthalten – je weiter oben auf der Liste sich der Zusatz findet, desto mehr!

Süßstoff und Zuckeraustauschstoffe

Zuckeraustauschstoffe sollen helfen, Kalorien zu sparen. Süßstoff schafft das sogar vollständig. Trotzdem werden diese Substanzen oft kritisiert. Sie sind zwar vermutlich gesundheitlich unbedenklich, aber es wird diskutiert, ob sie nicht den Geschmack an zu viel Süße gewöhnen oder gar appetitanregend wirken. Für beides gibt es allerdings keine wissenschaftlichen Belege.

Wer sein Körpergewicht reduzieren will, aber ohne Süße in Kaffee oder Tee nicht leben kann oder Limonaden liebt, der sollte sich tatsächlich an *Süßstoff* halten, um sein Ziel zu erreichen.

Zuckeraustauschstoffe erkennen Sie an der Endung -it, wie zum Beispiel in Sorbit oder Xylit. Sie haben etwa halb so viele Kalorien wie Zucker und verursachen keine Karies! Hauptkritikpunkt: Sie süßen nur mit halber Kraft – deshalb spart man letzten Endes keine Kalorien, weil man doppelt so viel nehmen muss, um den gleichen Effekt wie mit Zucker zu erreichen. Außerdem können sie in größeren Mengen Blähungen oder gar leichten Durchfall verursachen, weil sie erst im Enddarm abgebaut werden. Umgekehrt können Zuckeraustauschstoffe bei Verstopfung und Darmträgheit durchaus positiv wirken.

simplify-Tipp
Zuckeraustauschstoffe sind letztlich überflüssig.
Süßstoffe dagegen bieten eine Notlösung für alle,
die auf süße Getränke nicht verzichten mögen.

Stevia – kein Wundermittel gegen Übergewicht

Stevia ist eine Pflanze, deren Blätter völlig kalorienfrei und von Natur aus 300 Mal stärker süßen als Zucker. Sie stammt aus Südamerika und wurde von den Ureinwohnern zum Süßen des Matetees verwendet.

Lange Zeit war sie völlig vergessen. Erst heute wird sie als Alternative zu Zucker wieder interessant. Weil aber Stevia keine europäische Tradition hat, muss sie innerhalb der EU ein Anerkennungsverfahren absolvieren. Das dauert derzeit noch an. Es gibt inzwischen bereits erste Hinweise auf möglicherweise schädliche Nebenwirkungen – aber diese erst in enorm hoher Konzentration.

Seit Oktober 2009 ist Stevia in Frankreich vorläufig zugelassen. In der Schweiz kann man es ebenfalls kaufen. Allerdings sollten Sie damit keine übertriebenen Heilserwartungen verbinden: Stevia ist kein Wundermittel, dank dem Sie problemlos abnehmen. Wer mit Übergewicht zu kämpfen hat, muss seinen Lebensstil ändern – da hilft kein einfaches Pülverchen.

simplify-Tipp
Ein gesundes Gewicht ist nicht abhängig von einzelnen
Wunderstoffen. Lernen Sie lieber, sich bewusst und gut zu
ernähren – das ist nachhaltiger und gesünder.

Ist Salz gefährlich?

Auf vielen Packungen wird auch der Salzgehalt aufgeführt. Das ist sinnvoll für Menschen, deren Blutdruck empfindlich auf Salz reagiert. Sie sollten Lebensmittel mit einem niedrigen Salzgehalt (unter 0,3 Gramm pro 100 Gramm) bevorzugen. Lebensmittel mit einem Gehalt von bis zu 1 Gramm pro 100 Gramm sollten sie in Maßen zu sich nehmen und Mineralwasser mit höchstens 0,01 Gramm Natrium pro 100 Milliliter bevorzugen.

simplify-Tipp

Wer Probleme mit Bluthochdruck hat, sollte Lebensmittel mit mehr als 1 Gramm Salz (NaCl) pro 100 Gramm vermeiden Alle anderen können das nach Geschmack handhaben.

Meiden Sie die Riesen-Supermärkte

Das Marktforschungsinstitut Rheingold hat in einer Studie untersucht, warum Verbraucher gerne zu Billig-Discountern gehen. Bisher vermutete man: Das geschieht allein, um Geld zu sparen – und deshalb verliert der normale Supermarkt immer mehr Kunden. Doch jeder, der selbst ab und zu bei einem Discounter einkauft, weiß: Das ist nur ein Teil der Wahrheit.

Und genau das fanden auch die Marktforscher heraus: Die Befragten gaben an, dass sie die Überschaubarkeit des Sortiments schätzen: nur eine Sorte Spaghetti und Naturjoghurt, wohl aber auch Spätzle und Rigatoni beziehungsweise Fruchtjoghurt und fettreduzierten Naturjoghurt. Das nennt man Sortimentsbreite, aber keine Sortimentstiefe. Die befragten Kunden schätzten die kurzen Wege. Und vor allem die einkaufenden Männer liebten die klare Orientierung: Egal, welchen Aldi sie aufsuchen, die Kühltruhen sind immer am selben Ort zu finden, Brotregal, Eier oder Konserven ebenfalls. Keine endlosen Irrwege durch Regalreihen, keine Umkehr an der Kasse, um Kilometer zurückzulaufen, weil man die Zitronen vergessen hat. Kein Irrgarten, sondern 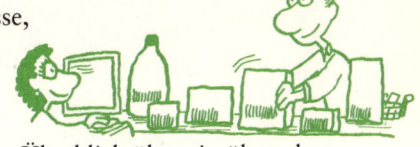 Durchgänge überall und ein klarer Überblick über ein überschaubares, kompaktes und zuverlässiges Angebot.

Rheingold fasste es so zusammen: Der Kunde ist bei Aldi wieder Herr seiner Entscheidungen, also wirklich König! Und er entscheidet meist, Einkäufe schnell und effizient zu erledigen.

Die großen Handelsketten dagegen bauen immer weitläufigere Märkte mit immer mehr Regalen. Kein Wunder: Schließlich zahlt die Lebensmittelindustrie pro Regalmeter eine satte Prämie. Das hat dazu geführt, dass große Supermärkte heute echte Zeitdiebe sind.

Unter dem Deckmantel des Kundenwunsches entstanden in den letzten Jahren Verkaufsarkaden mit Fast-Food-Filialen, Dauermusik und Unterhaltungsangebot. Als ob es nichts Schöneres gäbe, als seine Freizeit in einem Einkaufszentrum zu verbringen! Ist man erst einmal drin, verliert man sein Zeitgefühl, wird beeinflusst von verkaufsfördernder Innenraumgestaltung und appetitanregenden Düften. Kein Wunder, dass man in dieser Umgebung mehr einkauft, als man eigentlich will. Und dazu noch Snacks in sich hineinfuttert, obwohl man eigentlich keinen Hunger hat. In diesem System lebt der ideale Verbraucher nur, um zu konsumieren. Wollen Sie das wirklich?

Stoppen Sie doch einmal die Zeit, wie lange Sie brauchen, um einzukaufen – und vergleichen Sie die Ergebnisse aus unterschiedlichen Geschäften! Gibt es einen Laden oder einen Markt, in dem Sie in kürzester Zeit fündig werden, ohne nebenbei tausenderlei Dinge einzukaufen, die Sie eigentlich gar nicht brauchen? Dieses Geschäft sollten Sie künftig bevorzugen!

simplify-Tipp
Machen Sie einen Bogen um große Einkaufszentren und riesige
Supermärkte. Sie sind Zeitdiebe und verführen Sie zu unnötigen
Ausgaben.

Unverzichtbar: Die Einkaufsliste

Eine Einkaufsliste ist die beste Waffe im Kampf gegen Überflüssiges – vorausgesetzt, Sie sind nicht hungrig, während Sie sie schreiben. Am besten haben Sie immer einen Block oder eine Tafel in der Küche griffbereit: Dort können Sie sofort notieren, was fehlt.

simplify-Tipp
Nutzen Sie die glatte Front von Kühlschrank oder Tiefkühlgerät
als Gedächtnisstütze: Befestigen Sie einen abwischbaren, aber gut
lesbaren Filzschreiber an einer Leine, hängen Sie ihn direkt dort auf
und notieren Sie alles, was benötigt wird.

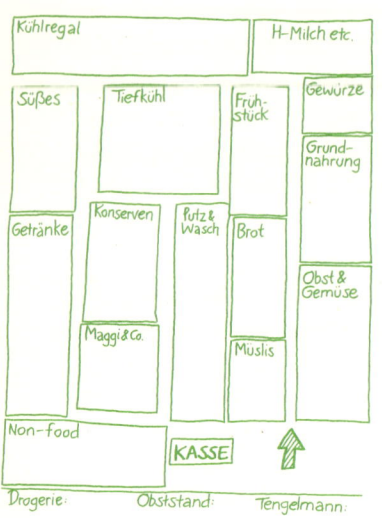

Vervollständigen Sie Ihre Liste am besten nach dem Essen, wenn Sie satt sind, denn Hunger macht gierig! Geben Sie nicht dem Impuls nach, wieder Vorräte anzuhäufen. Schließlich ist es kein Unglück, häufiger kleinere Einkäufe zu machen – wenn Sie sie zu Fuß oder per Rad erledigen, verbrauchen Sie zudem Kalorien.

Um nicht im Zickzackkurs durch das Geschäft Ihrer Wahl zu eilen, sollten Sie die Lebensmittel nach Art und Verkaufsort getrennt aufschreiben: Gemüse und Obst zusammengefasst zu einem Block, danach zum Beispiel die Produkte aus der Kühltheke, anschließend Fleisch, Aufschnitt und Käse von der Bedientheke, ebenso die haltbaren Artikel: Kaffee und Tee, Konserven und Essig, Öl und Gewürze, Tiefkühlkost. Wer sich das einmal angewöhnt hat, spart jede Menge Zeit! Und irgendwann geht Ihnen diese Schreibweise in Fleisch und Blut über.

simplify-Tipp
Schreiben Sie Ihre Einkaufsliste nach Produktgruppen geordnet –
am besten in der Reihenfolge, wie sie im Supermarkt zu finden sind.

Weniger ist mehr: Verzichten Sie auf XXL-Pakete und Sonderangebote

Sonderangebote wirken verführerisch, bekommt man doch mehr zum kleinen Preis. Doch Vorsicht: Meist werden hierbei übergroße Mengen angeboten. Und da wird's kritisch!

Wer mehr kauft, als er braucht, hat zwei Möglichkeiten: Entweder er erhöht den Verbrauch – und genau das wünscht sich ja der Handel – und wird auf Dauer dick. Oder das Zuviel verdirbt und muss weggeworfen werden. In beiden Fällen geht die Ersparnis verloren! Im ersteren zahlen Sie mit Gewichtszunahme drauf. Und weil die Lebensmittel in Massen vorhanden sind und nicht mehr ganz frisch, ist das noch nicht einmal mit Genuss verbunden! »Den Fluch des Großeinkaufs« nennt das der Ernährungsforscher Brian Wansink.

Es gibt eine Ausnahme von Sonderangeboten, bei denen Sie wirklich zugreifen sollten: Gemüse und Obst der Saison. Hier sind niedrige Preise keine Lockvogelangebote, sondern auf die Ernteschwemme zurückzuführen. In diesem Fall wird die Sparsamkeit auch noch belohnt: Denn Frisches schmeckt zur Hochsaison einfach am besten! Wer wirklich sparen will, friert Frischgemüse ein, kocht aus dem Obst Marmelade oder legt Kräuter in Öl ein.

Das süße dicke Ende

Eltern wissen, wovon ich rede: der Parcours vorbei an den Süßigkeiten, der kurz vor der Kasse absolviert werden muss. »Displays«, also Aufsteller aus Pappe, sind im Lebensmittelhandel besonders beliebt, weil sie die endlose Regalfläche zusätzlich erweitern: Man fällt förmlich darüber! Besonders häufen sie sich zur Oster- und Vorweihnachtszeit. Ebenfalls beliebt sind Anbauten kurz vor der Kasse, prall gefüllt mit Süßem. Zu allem Überfluss steht dort auch gern eine Tiefkühltruhe mit sogenanntem Impulseis: Damit wir zugreifen, ohne lang nachzudenken.

Die süße Verführung vor die Kasse zu platzieren hat Methode: Erschöpft und etwas hungrig vom Großeinkauf, schlimmstenfalls in Gesellschaft eines quengelnden Kindes, fehlt die Kraft, der Versuchung zu widerstehen. Selbst Bioläden arbeiten mit diesem Trick. Jeder weiß es – aber keiner ändert etwas.

Deshalb müssen Sie sich ändern: Gehen Sie nie hungrig einkaufen und legen Sie nichts in Ihren Einkaufswagen, was nicht auf Ihrer Liste steht! Ausnahme: frisches Obst und Gemüse.

Große Supermärkte haben eine zweite Hürde errichtet: die hausinterne Bäckerei, aus deren Konvektomaten verlockende Düfte strömen. Aromastoffe täuschen Geschmack vor. Nach 24 Stunden ist davon allerdings wenig übrig: Dies Turbogebäck schmeckt dann wie Pappe! Und mit Genuss hat so ein Einkauf sowieso nichts zu tun. Wer sich etwas Süßes gönnen will, sollte ganz bewusst in eine Konditorei gehen und sich dort etwas kaufen. Aber nur ein einziges Stück!

simplify-Tipp
Kaufen Sie keine Süßigkeiten, Knabberzeug oder Gebäck, wenn diese Produkte nicht auf Ihrer Einkaufsliste stehen.

Gesundes Gewicht kann man nicht kaufen

Wenn ich mit meinen Diätkandidaten einkaufen gehe, gibt es vor allem bei vermeintlichen »Schlankmachern« große Diskussionen. Mit der Bemerkung: »Das macht doch nicht dick« werden Megamengen Diätlimo, Light-Käse und -Wurst, fettarmer Joghurt, Fitnessmüsli oder Glyxbrot in den Einkaufswagen geladen. Der gute Wille abzunehmen wird durch den Einkauf dokumentiert – und ersetzt. Davon profitieren auch die Hersteller von Schlankheitspulver, Abnehmpillen und Fitnessartikeln.

Doch tatsächlich macht vor allem der nicht getätigte Einkauf schlank! Wir haben schon vorher gesehen, dass der kaloriensparende Effekt von Light-Produkten durch vergrößerte Essmengen verpufft. Deshalb ist Weglassen die Devise. Selbst natürliche Schlankmacher wie Obst können in übertriebenen Mengen dick machen. Zu viel bleibt eben zu viel.

Und kein Lebensmittel kann Ihnen die Aufgabe ersparen, Ihr Essverhalten zu ändern!

simplify-Idee: Spüren Sie Essfallen auf

»Gelegenheit macht ... Esser«, kann man in Anlehnung an das
bekannte Sprichwort sagen. Wächst uns das Essen wie im Schlaraffenland in den Mund, können wir nicht widerstehen.

In einem Versuch stellten Ernährungsforscher fest: Aus einer
Schachtel mit Klarsichtfolie naschten die Versuchspersonen 71
Prozent mehr Pralinen als aus einer mit blickdichtem Deckel! War
die durchsichtige Schachtel direkt in Griffnähe, aßen sie neun
Pralinen, befand sie sich in der Schublade neben ihnen, futterten
die Versuchspersonen nur noch sechs Stück, und mussten sie aufstehen, um die Pralinenschachtel zu erreichen, waren es nur noch
vier Pralinen!

Ein Lob dem Esszimmer

Als unsere Söhne noch alle zu Hause lebten, aßen wir gemeinsam im Esszimmer. Das lag etwas unpraktisch entfernt von der
Küche, war aber geräumiger als diese. Im Übrigen benahmen sich
die Jungs dort um Klassen besser als in der Küche!

Einen weiteren Vorteil erkenne ich erst heute: Die Versuchung,
noch mal an den Kühlschrank zu gehen, existierte nicht. Der

Mensch ist bequem – und der extra Gang zur Küche macht nun einmal Mühe. Gegessen wurde darum nur, was auf dem Tisch war. Seit die Kinder ausgeflogen sind, gibt es öfter abends ein Häppchen in der wirklich gemütlichen Küche. Ja, die Küche ist sogar zu etwas wie dem

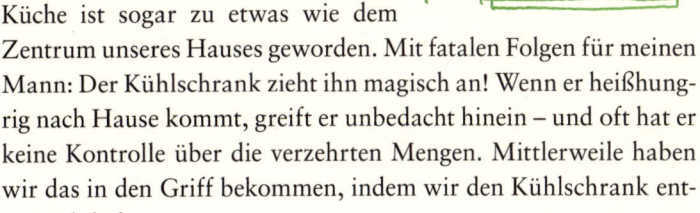

Zentrum unseres Hauses geworden. Mit fatalen Folgen für meinen Mann: Der Kühlschrank zieht ihn magisch an! Wenn er heißhungrig nach Hause kommt, greift er unbedacht hinein – und oft hat er keine Kontrolle über die verzehrten Mengen. Mittlerweile haben wir das in den Griff bekommen, indem wir den Kühlschrank entrümpelt haben.

Doch wer tatsächlich ein Esszimmer hat, der sollte es auch nutzen. Und nur die Portionen auftischen, die auch gegessen werden sollen.

simplify-Tipp
Nehmen Sie Ihr Essen möglichst weit entfernt von Kühlschrank und Herd ein.

Machen Sie sich ein Tellergericht

Liegt Ihr Essplatz unverrückbar in der Küche oder in ihrer unmittelbarer Nähe, ist eine andere Strategie angezeigt: Bereiten Sie sich auf einem Teller genau die Portion zu, die Sie essen wollen. Denn gerade die Brotzeit mit üppig ausgebreitetem Aufschnitt, Käse und verschiedenen Pasten verführt zum Daueressen. Finden Sie auf Ihrem Teller stattdessen nur die angemessene Menge an Brot und Beilagen vor, wird es leichter, nicht zu viel zu essen.

Unbegrenzt darf rohes Knabbergemüse aufgetischt werden – damit man noch etwas zu knabbern hat, wenn man noch länger beisammensitzt. Tabu aber – übrigens auch im Restaurant – ist der Brotkorb. Sonst gibt es nämlich kein Halten, vor allem, wenn das Brot frisch ist.

simplify-Tipp
Schneiden Sie nur so viel Brot ab, wie Sie essen wollen.
Ersetzen Sie die Aufschnitt- und Käseplatte durch Rohkost.
Machen Sie sich einen Portionsteller zurecht.

Heben Sie die Knabbernester aus

Die nächste Falle lauert in der Regel im Wohnzimmer – da, wo man es sich gemütlich macht, Musik hört, spielt – sei es am PC oder gemeinsam am Tisch – und Fernsehen schaut. Der Medienraum sozusagen. Gehen Sie auf die Suche nach Knabberzeug. Na – fündig geworden? Alle Schubladen durchwühlt und Bonbonnieren kontrolliert? Die Vorräte entdeckt, die Sie geschenkt bekommen haben – oder die Sie verschenken möchten?

Bei uns zu Hause gibt es einen Süßigkeitenschrank, der verschlossen ist. Jeder weiß, wo der Schlüssel ist, doch die Prozedur, diesen zu holen, den Schrank aufzuschließen, abzuschließen und den Schlüssel wieder wegzubringen, schützt vor dem schnellen Griff in die Tüte.

Wenn Sie nicht ganz auf süße oder salzige Knabbervorräte verzichten möchten oder wegen Ihrer Familie nicht können, dann sichern Sie sie doppelt – am besten in einem eher abgelegenen, ungemütlichen Raum. Und nehmen Sie nur das, was Sie im Moment essen möchten, nicht die ganze Großpackung!

Sie möchten etwas anbieten, wenn überraschend Gäste kommen? Dafür eignet sich wunderbar ein Korb mit Nüssen – und zwar naturbelassen in der Schale. Das hat viele Vorteile: Wissenschaftliche Verhaltensstudien haben gezeigt, dass übergewichtige Personen in der Regel zu bequem sind, die Nüsse zu knacken.

Normalgewichtige dagegen aßen in den Testreihen immer gleich viel – egal ob die Nüsse geknackt werden mussten oder essfertig waren. Das funktioniert aber nicht mit Pistazien und Erdnüssen, wie ich selber beobachtet habe. Ideal geeignet sind Walnüsse, Pekannüsse oder Haselnüsse. Mandeln sind so schwer zu knacken, dass sie meist schöne Dekoration bleiben.

Der Nusskorb aber hat noch weitere Vorteile: Nüsse in der Schale bleiben viel länger frisch. Studien belegen außerdem, dass sie nicht dick machen, auch wenn sie zusätzlich gegessen werden. Vorausgesetzt, sie sind nicht als Snackversion – also geschält, gesalzen oder gezuckert – verfügbar, sondern pur in ihrer feinen, ballaststoffreichen Haut.

simplify-Tipp

Stellen Sie einen Korb mit ungeknackten Nüssen als Dekoration und als Knabberei für Gäste ins Wohnzimmer. Und vergessen Sie nicht, einen Nussknacker dazuzulegen!

Befreien Sie Ihren Schreibtisch von Süßballast

Eine sehr verbreitete Unart ist das Naschen am Arbeitsplatz. Meine Mitarbeiterin nahm bei ihrem vorhergehenden Job 8 Kilo in einem halben Jahr zu, weil in ihrem Schreibtisch die Süßigkeiten für das ganze Büro lagerten!

Ich selbst hatte eine Zeit lang in meinem Schreibtisch immer eine Tüte Fruchtgummi liegen – was fatal für meine Zähne und mein Gewicht war. Oft konnte ich kaum aufhören, in die Tüte zu greifen, bis sie leer war. Heute findet sich in der Schublade ein Fläschchen ayurvedisches Aromaöl, das genau auf mich abgestimmt ist. Wenn ich einen Energieschub brauche, ziehe ich die Schublade auf, nehme einen tiefen Atemzug, entspanne mich kurz – und arbeite weiter.

Ab und zu trinke ich auch eine Tasse Milchkaffee. Aber den muss ich jedes Mal holen. Darüber hinaus gibt es Wasser – und sonst nichts. Gegessen wird grundsätzlich nicht mehr am Schreib-, sondern nur noch am Esstisch.

simplify-Tipp

Deponieren Sie ein »Riechfläschchen« in Ihrer Schreibtischschublade. Wählen Sie einen Duft, den Sie gern schnuppern. Das können Aromaöle wie Pfefferminz, Lavendel oder Zitrone sein – aber auch Ihr Lieblingsduft.

Misten Sie Ihr Handschuhfach aus

Wer täglich mit dem Auto zum Arbeitsplatz fährt, der hamstert dort gern Essbares – vom Frühstück bis zur Notration. Nicht umsonst haben sich Tankstellen zu Lebensmittelversorgern entwickelt! Der Anteil an »Junkfood« ist dort überproportional hoch: zuckersüße Wachmacher in Form von Kaffeegetränken oder Limonaden, fette Energieriegel, Traubenzucker in jeder Form. Die Kombination von sitzen, Zeit haben und Fingerfood ist tödlich für unsere Figur.

Sie brauchen diese kleinen Wachmacher, damit Sie die Fahrt besser durchhalten? Das ist ein fataler Irrtum. Der beste

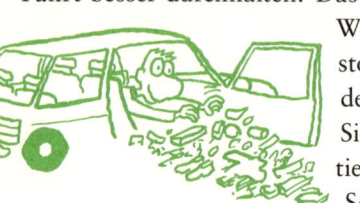 Wachmacher ist eine kleine Sauerstoffdusche: Halten Sie kurz auf dem nächsten Parkplatz, steigen Sie aus, atmen Sie ein paar Mal tief durch und gehen Sie ein paar Schritte. Das dauert nicht länger, als sich an der nächsten Tankstelle etwas Süßes zu kaufen, macht aber wirklich fit.

Der einzige Notvorrat, der wichtig ist, ist eine Flasche Wasser – sonst nichts. Alles andere gehört nicht in Ihr Auto. Damit

ersparen Sie sich auch die Unmengen an leeren Plastiktütchen und klebrigen Bröseln.

simplify-Tipp
Bunkern Sie nichts Essbares im Auto.
Eine Flasche Wasser reicht vollkommen!

Räumen Sie Ihre Essgewohnheiten auf!

Warum essen wir? Ganz klar: um zu leben. Eigentlich. Doch von dieser ursprünglichen Motivation haben wir uns meilenweit entfernt. Es gibt heute tausend Gründe, etwas zu sich zu nehmen. Solange echter Hunger und Durst die Auslöser sind, gibt's keine Probleme; ebenso ist es, wenn wir rechtzeitig wahrnehmen, dass wir genug gegessen und getrunken haben.

Doch es gibt vielerlei andere Dinge, die dazu führen, dass man ohne körperliches Bedürfnis etwas isst oder trinkt – und das macht auf Dauer dick. Unendlich viele Abnehmmethoden arbeiten deshalb nicht mit einer Diät, sondern mit Psychotricks – vom Neurolinguistischen Programmieren (NLP) bis zur Psychotherapie. Die Ernährungspsychologie ist zu einem wichtigen Forschungsgebiet geworden. Es reicht nicht, alles über gesunde Ernährung zu wissen – man muss dieses Wissen auch praktisch umsetzen.

Doch gerade bei der Umsetzung macht uns das Unbewusste oft einen Strich durch die Rechnung. Nicht nur Magersucht gilt als Essstörung, sondern auch das krankhafte Zu-viel-Essen. Die Grenze zwischen Krankheit und schlichter Trägheit ist allerdings fließend. Nicht jeder Übergewichtige ist psychisch krank – es ist ja noch gar nicht lange her, dass Übergewicht für uns sogar ein Statussymbol war: Fülle signalisierte Wohlstand. In armen Ländern ist das immer noch so. Gehen Sie Ihren Essmotiven auf den Grund – nur so können Sie besser damit umgehen.

Vielleicht essen wir aus Lust am Geschmack und Genuss. Der Gourmet bleibt selten schlank, und auch Sterneköche tragen oft schwer an ihren Kilos. Auch Glücksgefühle können dazu führen, dass man sich den Bauch vollschlägt: Einladungen, Feiern oder Erfolgserlebnisse. Diese Anlässe werden ja traditionell mit gutem Essen und Trinken verbunden.

Doch auch negative Gefühle werden oft mit Essen kompensiert: Langeweile, Kummer oder Frust, Einsamkeit oder Misserfolge. Futterneid und Geiz lösen ebenfalls bei manchen Menschen einen Essreflex aus. Stress und Überlastung wiederum scheinen bei vielen Menschen komplizierte, dick machende Stoffwechselreaktionen zu verursachen.

Essen und trinken allein aufgrund eines körperlichen Bedürfnisses – das funktioniert heute nicht mehr automatisch. Unser gesamter Lebens- und damit auch Essrhythmus ist in der modernen Dienstleistungsgesellschaft aus dem Lot geraten. Das macht es schwer, ein gesundes Gewicht zu halten. Doch keiner ist diesen Veränderungen hilflos ausgeliefert. Wir müssen nur anders damit umgehen.

Führen Sie sich deshalb Ihr Essverhalten vor Augen, kommen Sie sich und Ihren unbewussten Mechanismen auf die Schliche. Nur so können Sie umlernen. Denn auch das zeigt die Forschung: Es ist möglich – Schritt für Schritt!

simplify-Idee: Lernen Sie, auf Sättigungssignale zu hören

Hunger ist ein mächtiges Körpersignal. Die Angst davor sitzt tief – selbst bei Menschen der westlichen Welt, die noch nie hungern mussten und wahrscheinlich auch nie hungern werden müssen. Dabei können wir ja durchaus bis zu 30 Tage ohne Nahrung auskommen, unsere Fettpolster machen es möglich. Doch selbst schwer Übergewichtige haben Hunger, obwohl sie eigentlich über genug Reserven verfügen dürften. Wie zuverlässig ist unser Hungergefühl? Und was bedeutet das für ein gesundes Essverhalten?

Die Zentrale für Hunger und Sättigung liegt im Hypothalamus, einem Teil des Zwischenhirns. Dort wird auch unsere Sexualfunktion gesteuert, der Schlaf-Wach-Rhythmus, Blutdruck, Atmung, Wärme- und Wasserhaushalt – also unsere fundamentalen, unbewussten Körperfunktionen. Das klingt einfacher, als es ist. Denn diese Zentrale ist angewiesen auf eine Vielzahl von Informationen und Signalen des übrigen Körpers. Sie greifen ineinander. Ganz entschlüsselt sind ihre Wechselwirkungen zwar noch nicht, doch immerhin gibt es eine Reihe von neuen Erkenntnissen.

Falsche Essgewohnheiten werden früh trainiert

Säuglinge werden mit einem gesunden Körpergefühl geboren: Wenn sie hungrig sind, schreien sie; wenn sie satt sind, hören sie auf zu trinken. Wenn man sie lässt!

Natürlich ist es für junge Eltern am Anfang schwer, ihr Kind richtig zu verstehen. Denn es gibt vielerlei Gründe, warum Babys schreien. Da hilft nur Aufmerksamkeit, begleitet von gesundem Menschenverstand: Liegt die letzte Mahlzeit weniger als zwei Stunden zurück? Dann kann es eine volle Windel sein, Blähungen, Müdigkeit oder Unruhe – oder einfach der Wunsch nach Nähe.

Mit anderen Worten: Bieten Sie Ihrem Kind nicht nur Essen an, wenn es sich meldet, sondern widmen Sie sich ihm, versuchen Sie es zu verstehen. Vor allem sollten Sie ihm Essen nicht aufzwingen. Diese Gefahr besteht besonders bei Flasche und Löffel. An der Brust funktioniert das natürliche Sättigungsgefühl am besten: Der Säugling dreht seinen Kopf weg, wenn er zufrieden ist.

Auch im Kleinkindalter sollte Essen weder als Belohnung noch als Beschäftigung herhalten. Regelmäßige Mahlzeiten und feste

Regeln für Zwischenmahlzeiten in der Kindheit sind die beste Voraussetzung für ein gesundes Essverhalten in späteren Jahren. Denn wenn erst einmal Liebe mit Essen gleichgesetzt wird, dann sind Gewichtsprobleme vorprogrammiert!

simplify-Tipp
Achten Sie darauf, was Ihr Kind wirklich braucht:
Essen ist keine Belohnung und kein Beruhigungsmittel!

Sättigung benötigt Zeit

Wahrscheinlich haben Sie selbst schon die Erfahrung gemacht, dass ein Salat als Vorspeise Ihren Hunger längst gestillt hat, wenn die Hauptspeise serviert wird; oder dass Sie eine Weile nach einer heißhungrig heruntergeschlungenen Fast-Food-Mahlzeit völlig ermattet und übersättigt sind.

Es dauert seine Zeit, bis wir im Kopf begreifen, was sich im Bauch tut – zwischen 30 und 60 Minuten benötigen unsere Sättigungssignale, um uns ihre Botschaft zu übermitteln. Je bewusster Sie essen, desto zuverlässiger funktionieren sie: Von der Wahrnehmung des Duftes über das Kauen und Schlucken bis zur Verdauung im Magen und Darm wird dem Gehirn Meldung gemacht. Deshalb ist Fast Food so gefährlich: Die fluffig-labbrige Konsistenz führt dazu, dass wir es kaum mehr kauen müssen, sondern nur noch schlucken. Bevor unser Gehirn merkt, dass es eigentlich genug ist, haben wir eine XXL-Portion verdrückt.

Doch es geht auch anders: Mireille Guiliano erklärt in ihrem Buch *Warum französische Frauen nicht dick werden*, wie es kommt, dass Französinnen bei all dem guten Essen schlank bleiben: Sie setzen sich zum Essen hin – selbst in Schnell-Bistros gibt es immer kleine Tische –, das Gericht wird nicht auf einem einzigen Teller serviert, sondern jede Beilage als eigener

Gang gereicht, Französinnen nehmen sich Zeit zum Essen und sie hören auf, wenn sie satt sind – weil sie es rechtzeitig merken!

Essen Sie volumenreich!

Am einfachsten ist die Magendehnung zu verstehen: Sogenannte Mechanorezeptoren in Speiseröhre und oberem Dünndarm, vor allem aber in der Magenwand, reagieren darauf, wie ausgedehnt der Magen ist, und melden das an die Zentrale. Dabei ist es egal, ob Sie Schokolade oder Krautsalat gegessen haben: Die Kalorien spielen keine Rolle. Es kommt allein auf das Volumen an.

Das ist eine Chance! Krautsalat macht also eher satt als Schokolade. Ebenso hilft ein Glas Wasser tatsächlich vorübergehend, den Magen zu füllen. Und das rohe Knabbergemüse vor der Mahlzeit dämpft in der Tat den ersten Heißhunger. Andererseits können Sie ohne Probleme eine Tafel Schokolade verdrücken oder mehrere Smoothies trinken, ohne ein deutliches Dehnungssignal auszulösen.

Der Steinzeitmensch in uns ist für Astronautenkost nicht geschaffen – schließlich war Essbares ursprünglich immer mit dem Kauen einer größeren Masse verbunden: Unsere Urahnen drehten das Fleisch nicht durch den Wolf und schoben es in Würste, sondern brieten es am Stück. Grünzeug und Beeren wurden roh verputzt. Und als man begann, Getreide zu verarbeiten, wurde es natürlich samt Kleie, also den Außenschichten, gekocht oder gebacken!

Wasser und Ballaststoffe sorgen für Volumen ohne Kalorien.

Deshalb sind rohes Gemüse, Wasser, frisches Obst – wenn es nicht zu süß ist – und klare Brühen mit Gemüse die kalorienärmsten Sattmacher. Vollkorn und Nüsse, die ja die Energie für eine neue Pflanze in Form von Fett und Eiweiß in sich tragen, sind etwas kalorienreicher, sorgen aber durch viele Ballaststoffe für gute Sättigung.

simplify-Tipp
Achten Sie darauf, dass jede Mahlzeit mit volumenreichen Lebensmitteln beginnt: morgens Obst, mittags Salat oder Brühe, abends Knabbergemüse. Das unterstützt Ihr natürliches Sättigungsgefühl.

Unterscheiden Sie Durst von Hunger

Es ist schon seltsam: Obwohl wir ohne Flüssigkeit nur etwa drei bis vier Tage überleben können, ist unser Durstgefühl nicht so ausgeprägt wie der Hunger. Es gibt sogar eine Überlappung der Sinneseindrücke, die in der Kindheit häufig auftritt, aber auch im Erwachsenenalter vorkommt: Mitunter verwechseln wir Durst und Hunger.

Die einfachste Methode, damit umzugehen: Trinken Sie ein Glas Wasser, wenn Sie sich hungrig fühlen. So merken Sie am besten, ob es nicht doch vielleicht Durst ist, was Sie zwickt. Sie schlagen damit außerdem zwei Fliegen mit einer Klappe: Regelmäßiges Trinken ist wichtig für Leistungsfähigkeit und Wohlbefinden. Etwa 1,5 Liter sollten es pro Tag sein – am besten Wasser!

simplify-Tipp
Trinken Sie ein Glas Wasser, wenn Sie Hunger verspüren. Denn vielleicht sind Sie eher durstig als hungrig.

Verwechseln Sie nicht Erschöpfung mit Hunger

Auch Erschöpfung oder Müdigkeit wird oft mit Essen beantwortet, weil wir das Gefühl haben, uns fehle etwas. Es mag sein, dass die Wurzeln für dieses Missverständnis in der frühen Kindheit liegen. Haben Sie nicht auch schon versucht, ein quengelndes Kind durch Essen oder Trinken zu beruhigen? Wahrscheinlich ist es unseren Müttern nicht anders gegangen. Schließlich können Babys noch nicht sagen, was ihnen fehlt. Also wird gefüttert. Und das Kind lernt: Wenn ich mich unwohl fühle, gibt es was zu essen.

Die Folge: Wir stärken uns nach einer durchwachten Nacht mit einer Extraportion Nervennahrung! Das macht aber überhaupt nicht fit, sondern erst recht müde – und auf Dauer dick. Krankenschwestern und andere Schichtarbeiter können ein Lied davon singen.

Nach anstrengenden Nachschichten hilft nicht essen, sondern ruhen!

simplify-Tipp
Essen Sie bei Müdigkeit oder Erschöpfung am besten nichts, allenfalls können Sie Wasser oder ungesüßten Tee trinken. Gehen Sie lieber so schnell wie möglich schlafen.

Lernen Sie, auf Sättigungshormone zu reagieren

Während der Magen nur auf Fülle reagiert, können Darmzellen und ihr Nervengewebe tatsächlich Nahrungsbausteine erkennen und entsprechende Signale in Form von Hormonen aussenden. Durch diese weiß unser Gehirn einige Zeit nach dem Essen ganz gut über unseren »Fütterungszustand« Bescheid.

Lautet die Botschaft »Es ist genug, Essen beenden«, müssen wir eigentlich nur noch auf sie hören. Und das scheint das Problem zu sein: Wir überhören diese Meldung häufig – oder reagieren einfach nicht und futtern weiter.

Satt werden, ohne zu essen

Was passiert, wenn wir Hunger haben und nichts essen? Sicher kennen Sie die Situation aus eigener Erfahrung: Sie sind unterwegs, in einer Besprechung oder kommen vor lauter Arbeit einfach nicht zum Essen. Eine Viertelstunde lang haben Sie ein unangenehm bohrendes Gefühl in der Magengegend. Dann wird es schwächer – und wenn Sie weiterhin mit anderen Dingen beschäftigt sind, ist der Hunger spätestens nach einer halben Stunde verschwunden.

Was ist da passiert? Unser Gehirn braucht Glukose, also Zucker, um zu funktionieren. Sinkt der Blutzuckerspiegel, meldet sich Hunger. Doch gleichzeitig wird ein anderes Hormon aktiv: das Glukagon. Es regt die Bildung von Zucker aus körpereigenem Eiweiß an, der Blutzuckerspiegel steigt wieder – der Hunger verschwindet. Bei längeren Fastenphasen kann Glukagon auch den Abbau von Fettreserven auslösen und so den Energiehunger des Körpers befriedigen. Deshalb überstehen wir längere Zeiten, ohne etwas zu essen.

Probieren Sie einmal ganz bewusst aus, was passiert, wenn Sie Hungergefühle nicht gleich mit Essen beantworten. Das wird Ihnen helfen, nicht auf jedes nagende Gefühl mit Essen zu reagieren und mehr persönliche Freiheit zu erlangen.

Der Zusammenhang von Schlaf und Sättigung

Wer schläft, der sündigt nicht – und kann vor allem nicht essen! Sind deshalb Menschen, die zwischen sieben und neun Stunden täglich schlafen, eher schlank? Doch andererseits stimmt auch: Wer länger arbeitet und wacht, der verbraucht mehr Kalorien.

Tatsächlich konnte nachgewiesen werden, dass Menschen, die durchschnittlich nur fünf Stunden täglich schlafen, ein um 50 Prozent höheres Risiko haben, übergewichtig zu werden. Bei vier Stunden Schlaf erhöht sich das Risiko auf 73 Prozent, bei sechs Stunden hingegen sinkt es auf 23 Prozent. Die Erklärung ist allerdings komplizierter, als es auf den ersten Blick scheint.

Forscher stellten fest, dass Menschen, die wenig schlafen, einen niedrigen Spiegel des Hormons Leptin und einen höheren des Hormons Ghrelin im Blut aufweisen. Diese Hormone wurden erst in den letzten 15 Jahren entdeckt.

Leptin wird im Fettgewebe gebildet und meldet die Höhe der Fettreserve ans Gehirn. Es vermittelt Sättigungssignale. Ein dickes Fettpolster sorgt für eine hohe Leptinkonzentration im Blut. Bei Übergewichtigen führt das aber nicht zur Appetitverminderung: Sie scheinen gegenüber Leptin und seiner Wirkung relativ unempfindlich zu sein. So blieb bei Untersuchungen die Gabe von Leptin per Injektion an Übergewichtige ohne Wirkung.

Der Gegenspieler Ghrelin regt den Appetit an. Es wird im Magen und Darm gebildet und ausgeschüttet, wenn der Magen leer ist und der Blutzuckerspiegel sinkt. Das ist zum Beispiel nach der nächtlichen Hungerpause der Fall.

Zurück zum Schlaf. Die Forscher fanden heraus, dass die Langschläfer mehr vom »Sattmacher« Leptin und weniger »Hungermelder« Ghrelin im Blut hatten. Ihre Theorie greift zurück auf das Verhalten der Steinzeitmenschen: Während der Winterzeit mit ihren langen Nächten war Essen knapp – da half es, einen gedämpften Appetit zu haben. Die Sommerzeit mit ihren kurzen Nächten und Nahrungsüberfluss dagegen musste genutzt werden, möglichst viel zu jagen, zu sammeln und zu futtern, um Fettreserven anzulegen. Die Hormone Leptin und Ghrelin halfen also, die Jahreszeiten gut zu nutzen und zu überleben.

In unserer Überflussgesellschaft nützen diese Erkenntnisse in Bezug auf Übergewicht bisher wenig – bis auf die Einsicht, dass ausreichend Schlaf helfen kann, ein gesundes Gewicht zu halten. Und dass wir bisher herzlich wenig über unsere inneren Uhren und Verschaltungen wissen.

simplify-Tipp
Schlafen Sie möglichst zwischen sieben und neun Stunden täglich. Das unterstützt die Bildung des Sättigungshormons Leptin.

Unterscheiden Sie Appetit von Hunger

Den pawlowschen Hund kennen Sie bestimmt: Bevor der Verhaltensforscher Pawlow seinen Hund fütterte, betätigte er stets eine Klingel. Das prägte sich dem Hund so stark ein, dass er bei Ertönen der Klingel auch ohne Fütterung mit Speichelfluss reagierte.

Außenreize können also so mächtig sein, dass sie die Rolle der inneren Stimme übernehmen oder sie übertönen. Wenn nach einem üppigen Essen in einem guten Restaurant ein Dessertwagen präsentiert wird, dann kann von Hunger keine Rede sein. Doch den Appetit wecken sie, die dekorativen Törtchen, üppigen

Cremes und kandierten Früchte! Auch der Duft, den Bäckereien in Fußgängerzonen ebenso produzieren wie der Bratwurststand, appelliert an unsere Sinne.

Appetit entsteht, wenn genussvolle Assoziationen geweckt werden – unabhängig davon, ob denn tatsächlich ein Bedarf besteht. Werbung arbeitet damit, ebenso die Gastronomie und letzten Endes auch Fast-Food-Restaurants. Übergewichtige Menschen scheinen eher auf diese Außenreize anzusprechen als Schlanke.

Wie aber können Sie feststellen, ob es nun echter Hunger oder »nur« Appetit ist, was Sie empfinden? Hören Sie in sich hinein – es fühlt sich anders an, wenn der Bauch gut gefüllt ist oder hungrige Leere herrscht. Selbst demente Menschen, die sich schon zwei Minuten nach dem letzten Bissen nicht an die Mahlzeit erinnern können, merken, ob sie noch Hunger haben.

So können Sie ihn erkennen: Hunger strahlt vom oberen Bauchbereich aus – der Appetit dagegen beginnt im Mundbereich: Das Wasser läuft uns buchstäblich im Mund zusammen. Richtiger Hunger beginnt langsam und wächst, wenn er nicht gestillt wird – Appetit dagegen ist urplötzlich da. Hunger verschwindet, wenn man satt ist, und hinterlässt ein Gefühl der Zufriedenheit. Appetit dagegen bleibt auch bei Sättigung bestehen. Wer ihm nachgibt, fühlt sich danach eher schuldig und schämt sich. Mit anderen Worten: Hunger ist ein klares Körpersignal, Appetit hat oft viel tiefer liegende, seelische Ursachen. Psychologen sprechen deshalb auch von emotionalem Hunger.

Eine zusätzliche Krücke ist die Zeit: Nach einer vollwertigen Hauptmahlzeit brauchen Sie erst nach etwa vier bis fünf Stunden wieder etwas zu essen. Um Hunger kann es sich also kaum handeln, wenn Sie drei Stunden nach dem Mittagessen die Lust auf Süßes überkommt!

simplify-Tipp
Trainieren Sie die Unterscheidung von Appetit und Hunger.
Nutzen Sie dabei als einfache Hilfe die Uhr.

Gehen Sie appetitanregenden Versuchungen aus dem Weg

Was aber tun, wenn verlockende Düfte uns zu überwältigen drohen, obwohl wir doch gerade gegessen haben? Zunächst vorbeugen: Bringen Sie sich nicht in appetitanregende Situationen außerhalb der Esszeiten! Machen Sie einen Bogen um Ihre Lieblingskonditorei, die Backstation oder den Gummibärchenladen, wenn Sie unterwegs sind. Manchmal hilft es auch, ein scharfes Bonbon wie Fisherman's Friend zu lutschen. Das dämpft nämlich Ihren Geruchssinn und beschäftigt Sie.

Klein ist fein

Wenn Sie beschließen, Ihrem Appetit nachzugeben und etwas vom verlockenden Angebot zu essen, dann begrenzen Sie die Menge. Nachweislich schmecken die ersten zwei Bissen am besten – danach geht es bergab mit dem Genuss. Wählen Sie also die kleinste Portion, die es gibt. Wenn die noch zu groß sind, bitten Sie den Verkäufer, Ihnen nur die Hälfte zu geben – auch wenn es genauso teuer ist. Warum muss die Kugel Eis über das Hörnchen quellen? Klar: Der Kunde will etwas für sein Geld sehen. Für den Geschmack tut's aber auch eine kleine Kugel.

simplify-Tipp
Der erste Bissen bringt den größten Lustgewinn. Je mehr wir von einem Gericht essen, desto schwächer wird der Genuss.
Deshalb: Genießen Sie – und hören Sie rechtzeitig auf zu essen.

Fällen Sie eine Entscheidung

Je größer die Auswahl, desto mehr essen wir. Eigentlich ganz logisch: Von Butterbrot hat man irgendwann genug. Aber wenn es Kanapees gibt, die mit Pastete, Lachs, Tartar, Roastbeef und vielerlei mehr belegt sind, dann muss man doch jede Sorte mindestens einmal probieren …

Abwechslung ist toll – aber sie verlockt auch dazu, mehr zu essen, als wir eigentlich wollen. Versuche ergaben sogar, dass selbst eine eingebildete große Auswahl dazu animiert, mehr zu essen. Die beste Strategie dagegen ist, sich ganz bewusst für *eine bestimmte* Sorte zu entscheiden. Mehr nicht! Die Welt geht nicht unter, wenn man nicht alles probiert hat – beim nächsten Mal kostet man etwas anderes.

Auch von einem mehrgängigen Menü wird genau aus diesem Grund mehr gegessen als von einem Tellergericht! Das spricht nicht gegen aufregende kulinarische Abenteuer, aber sehr wohl dagegen, täglich mehrere Gänge zu sich zu nehmen. Nicht ohne Grund ist es aus der Mode gekommen, zu jeder Mahlzeit eine Vorspeise und ein Dessert zu essen.

simplify-Tipp
Essen Sie den Beilagensalat als Vorspeise und gönnen Sie sich eine kleine Portion frisches Obst als Dessert: So wird ein simples Tellergericht zum satt machenden Menü ohne Zusatzkalorien.

Gleichen Sie die Extramahlzeit aus

Bevor Sie Ihrem Appetit nachgeben, sollten Sie sich fragen: Was streiche ich heute vom Speisezettel, um diesen Snack auszugleichen? Denn Zusatzportionen sind eine schlechte Angewohnheit, die langfristig im Übergewicht enden.

Entweder Sie verzichten im Lauf des Tages auf ein ähnlich

kalorienreiches Lebensmittel – oder Sie legen am selben Tag eine zusätzliche sportliche Aktivität ein. Voraussetzung: Sie wissen ungefähr, wie viele Kalorien Sie zu sich genommen haben – und was Sie dafür tun müssen. Für eine Person, die 70 Kilo wiegt, gilt Folgendes:

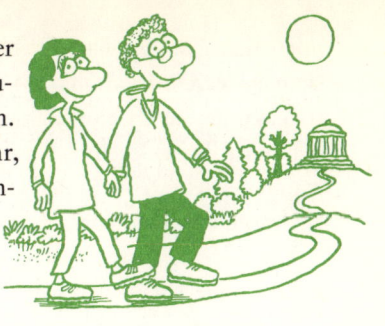

- *1 Praline (50 kcal) – 10 Minuten spazieren gehen*
- *1 Latte macchiatto (60 kcal) – 15 Minuten Gymnastik*
- *1 Banane (100 kcal) – 20 Minuten Badminton*
- *1 Vanillepudding (125g, 120 kcal) – 20 Minuten Joggen*
- *1 Schokoriegel (150 kcal) – 15 Minuten auf dem Stepper*
- *1 Waffeleis (200 kcal) – 30 Minuten Rad fahren*
- *1 Plunderstückchen (365 kcal) – 30 Minuten Brustschwimmen*

simplify-Tipp
Mit Extra-Aktivitäten können Sie kleine Snacks ausgleichen – möglichst am selben Tag.

simplify-Idee: Werden Sie zum Geschmacksexperten

Am besten schmeckt der erste Bissen – das wissen Sie nicht nur aus eigener Erfahrung, sondern das bestätigt auch die Wissenschaft. Aber was bedeutet das eigentlich – schmecken? »Sensorik« heißt eine ganze Forschungsrichtung, die sich damit beschäftigt. Denn die Lebensmittelindustrie untersucht ganz systematisch, was dem Kunden mundet – und was er nicht so gerne mag.

Als die holländische Tomate in den siebziger Jahren durch Züchtung zwar länger haltbar war und sich unbeschadet transportieren ließ, aber nach nichts mehr schmeckte, wollte niemand sie mehr essen. Die holländischen Gärtner reagierten: Es wurden sogenannte Panels eingerichtet. Mehrere hundert Personen wurden nach ihrer Geschmackssensibilität ausgesucht und zusätzlich trainiert. Sie testeten in den kommenden Jahren, welche Tomatenzüchtung wirklich wohlschmeckend ist.

Der enorme Aufwand hat sich gelohnt: Tomaten aus Holland haben heute wieder Aroma! Dieses Beispiel zeigt aber auch: Geschmack ist ein Geschenk der Natur, das man trainieren und pflegen muss. Dann hat man einfach mehr vom Essen – und ein besseres Gespür für Qualität.

Während unser Seh- und Hörsinn oft überreizt werden durch eine Schwemme von Bildern und Tönen, wird unser Geruchssinn zumeist unterfordert oder stumpft durch künstlich zugesetzte Aromen ab. Beides hat Folgen für die Geschmacksregionen des Gehirns und sicher auch für unser Essverhalten. Die natürliche Vielfalt der Düfte und Aromen zu erhalten ist deshalb wichtig.

simplify-Tipp
Geben Sie sich bei jeder Mahlzeit eine kleine, bewusste Geschmacksminute: Essen Sie aufmerksam!
Meiden Sie zugesetzte Aromen – egal welcher Art!

Die feine Zunge

»Eine feine Zunge« zu haben bedeutet, gut schmecken zu können. Dabei gibt die Zunge nur die Grundtöne im Geschmackskonzert an. Auf der Zunge unterscheiden wir zwischen »süß«, »sauer«, »salzig«, »bitter«, »umami« – das bedeutet würzig in Richtung Glutamat, Sojasauce oder Fleisch. »Umami« wurde als letzte Geschmacksnote in Japan entdeckt.

Wahrscheinlich gibt es noch mehr Arten von »Geschmacksknospen« – so heißen die Organe, mit denen wir schmecken. Sie sind alle relativ gleichmäßig am Zungenrand verteilt, also dort, wo die Speisen zuerst landen. Nur »bitter« ist etwas stärker am hinteren Zungengrund konzentriert. Dass dies so eingerichtet ist, kann eine Art Sicherheitssperre sein, die uns vor Vergiftung schützen soll. Denn bitter steht in der Natur für giftig – während süß eine gute Energiequelle ankündigt. Salzig signalisiert die Versorgung mit den lebensnotwendigen Mineralstoffen Natrium und Chlorid, während sauer auf Unreifes hinweist und vorbeugend den Speichelfluss anregt, um die Verdauung zu unterstützen. Umami dagegen ist ein Signal für eiweißreiche Lebensmittel.

Zum Zungensinn gehört auch das Ertasten von Konsistenz: Wir lieben zum Beispiel Schokolade, weil ihre Kakaobutter bei unserer Körpertemperatur von 37 Grad Celsius ihren Schmelzpunkt hat – sie zergeht auf der Zunge. Aber auch die Kühle von Pfefferminz oder Menthol wird von der Zunge erfühlt. All diese Informationen werden ins Gehirn gefunkt – und an einem zweiten Kontrollpunkt mit Gefühlen wie Lust, Ekel oder Überdruss verknüpft. So entsteht zum Beispiel Übersättigung, wenn ich monoton esse, aber auch immer wieder Appetit, wenn Abwechslung geboten ist. Damit schützt sich der Körper instinktiv vor einseitiger Ernährung.

simplify-Tipp
Abwechslung ist wichtig – doch wer einfach isst, wird schneller satt.
Meiden Sie alltags zu viele unterschiedliche Komponenten
in einer Mahlzeit.

Schmeckt Bio besser?

Bio-Gemüse, -Obst und -Getreide enthalten weniger Rückstände wie Pestizide und Insektizide. Ob diese Produkte aber den Menschen wirklich besser schmecken, dafür hat sich bisher kein Nachweis erbringen lassen, obwohl im Max-Rubner-Institut in Karlsruhe im Bundesauftrag intensiv danach geforscht wird.

In der Schweiz waren Forscher mit Ratten erfolgreicher. Diese haben einen sehr feinen Geschmackssinn, kosten erst einmal vor und warten dann etwas, bevor sie fressen. Diese Laborratten konnten Bio-Lebensmittel von anderen Möhren, Rote Bete, Weizen und Äpfeln unterscheiden – und bevorzugten sie. Uns Menschen hilft das Bio-Label.

simplify-Tipp
Bevorzugen Sie Grundnahrungsmittel aus biologischer Landwirtschaft, wenn Sie auf Nummer sicher gehen wollen.

Aber Vorsicht: Auch Industrieprodukte gibt es im Biobereich zuhauf – von Gummibärchen über Riegel bis zu Fertigsaucen. Diese sind nicht alle empfehlenswert. Lassen Sie darum lieber die Finger davon!

Lernen Sie, besser zu riechen

»Gerüche gehen tiefer ins Herz als Töne und Bilder«, erkannte Rudyard Kipling, der Autor des *Dschungelbuchs*. Kein Wunder: Unsere über 350 Riechzellen stehen in direkter Verbindung mit dem entwicklungsgeschichtlich ältesten Teil unseres Gehirns. Dieses Riechhirn wiederum ist ein Teil des limbischen Systems, das für Gefühle und Erinnerung zuständig ist. Das erklärt, warum Gerüche oft eine sehr emotionale Reaktion hervorrufen – die Parfumindustrie lebt davon.

Eigentlich schmecken wir nur mit der Nase. Und das nicht nur vor dem Essen, sondern auch währenddessen: Beim Schlucken steigen Düfte durch die Nasennebenhöhlen hin zu den 350 Riechzellen. Unendliche Kombinationsmöglichkeiten lassen Riechen zu einem sehr vielschichtigen Vorgang werden.

Wie wichtig der Geruch für den Geschmack ist, stellen Sie fest, wenn Sie mit zugehaltener Nase und geschlossenen Augen versuchen, Lebensmittel während des Essens zu erkennen. Apfel und Gurke, Möhre und Radieschen, Apfel- und Birnenkompott lassen sich dann nicht mehr unterscheiden!

Toll aber ist: Riechen lässt sich trainieren – das konnten Neurologen sogar nachweisen. Ein Sommelier ist also nicht unbedingt ein Naturtalent, sondern hat seinen Beruf des »Vorriechens« gelernt: Durch ständiges Training wird er immer besser. Das können Sie auch! Je besser Sie riechen können, umso größer ist der Genuss beim Essen.

simplify-Tipp

Machen Sie sich die Wirkung von Düften zunutze: Legen Sie sich Riechfläschchen zu – einmal am Lavendel geschnuppert, legt sich der Appetit am Bratwurststand fast von allein!

Misstrauen Sie dem ersten Augenschein

»Die Augen essen mit«, weiß der Volksmund. Und tatsächlich ist Sehen ein wichtiger Sinn beim Essen. In der Event-Gastronomie wird beim *dinner in the dark* das Essen in völliger Dunkelheit serviert: Als sensationell wird dabei von den Teilnehmern die reduzierte Geschmackswahrnehmung empfunden. Da geht ein Birnen- schnell als Apfelstrudel durch und Gemüsecremesuppen sind kaum zu identifizieren! Ein wahres Aha-Erlebnis ist die Präsentation der Speisekarte nach dem Essen!

Farben sind in Verbindung mit Erfahrung ein wichtiges Signal: Grün ist bei Erdbeeren oder Tomaten ein Zeichen von Unreife und wird unbewusst mit Säuerlichkeit verbunden – Gelb übrigens auch. Rot und besonders Rosa wecken dagegen die Geschmackserwartung süß. »Visueller Flavor« sagt die Fachwelt dazu: optischer Geschmack. Vergleichen Sie einmal nicht gepökelte, beigefarbene Biowurst mit der konventionellen Ware –

selbst bei gleicher Rezeptur werden beide sehr unterschiedlich schmecken.

Das Auge lässt sich noch viel leichter täuschen als der Geruchs- oder Geschmackssinn. Rosa gefärbter Joghurt verstärkt den fruchtigen Eindruck, wunderbar verzierte Torten lassen den uninteressanten Inhalt vergessen. Noch viel wichtiger: Unser optisches Gedächtnis ist viel unzuverlässiger als unsere Geruchserinnerung. Schon nach vier Minuten geht die Wiedererkennung gegen null. Deshalb sind Zeugenaussagen häufig so unzuverlässig.

simplify-Tipp

Lassen Sie sich durch Farbe, Dekoration und Verpackung nicht in die Irre führen. Ein Blick auf die Zutatenliste entlarvt färbende Zutaten wie Rote-Bete-Saft, gelbes Betakarotin, grünen Spinatsaft. Bevorzugen Sie pure Natur!

Verfeinern Sie Ihren Süßgeschmack

Nach aktueller Faktenlage scheint es das Beste und Gesündeste zu sein, ganz altmodisch mit Haushaltszucker zu süßen. Ob roher Rohrzucker wegen kleiner Mineralstoffmengen oder Honig mit seinen Mikronährstoffen dem Zucker überlegen ist, bleibt eher fraglich.

Im Grunde kommt es nur auf die Menge an! Denn Zucker und seine süßen Geschwister liefern pro Kalorie wenig bis keine Nährstoffe. Wenn er andere natürliche Lebensmittel auf dem Speisezettel verdrängt, dann fehlen uns deren Ballaststoffe und guten Inhalte! Doch genau das tut der Zucker: Durchschnittlich verzehren wir 100 Gramm am Tag – das entspricht 400 Kalorien, also bereits 15 bis 20 Prozent des Tagesbedarfs! Dafür sind wir nicht geschaffen. Da hilft nur eines: die Süßschwelle senken. Wer auf fertige Süßigkeiten verzichtet, schafft den ersten Schritt.

Versuchen Sie einmal, eine Woche lang ohne Zuckriges auszukommen. Nach einigen Tagen wird es Ihnen weniger fehlen! Gewöhnen Sie Ihre Zunge an die zarte, natürliche Süße von Früchten, Getreide oder Milch. Kochen Sie Kakao mit reinem Kakaopulver, bevorzugen Sie Bitterschokolade. Der Erfolg ist Ihnen sicher!

simplify-Tipp

Zucker ist Gewohnheitssache. Steigen Sie aus der Süßigkeitenspirale aus, die nach immer mehr immer süßeren Reizen verlangt. Gewöhnen Sie sich an eine natürliche Süße.

Wenn's nicht schmeckt ...

Was tun, wenn Ihnen etwas nicht schmeckt? Nun, ein Probierhäppchen ist klein, das sollten Sie hinunterschlucken – schon um die Geschmackserfahrung zu komplettieren. Aber scheuen Sie sich nicht, Reste übrig zu lassen.

Eine Grundregel der Kindererziehung in alter Zeit hieß: »Der Teller muss leer gegessen werden.« Eine kluge Regel, wenn Essen knapp ist. Heute ist das als schwarze Pädagogik verpönt – und einfach nicht mehr sinnvoll, weil es geradewegs zu Übergewicht führen kann. Was einem nicht schmeckt, soll man ruhig stehen lassen.

Aber um zu wissen, ob etwas schmeckt, muss man es probieren. Wenn heute Kinder nur noch mit ihren Lieblingsgerichten zufriedengestellt werden – »Spaghetti und sonst nichts« –, dann erfahren sie nichts über die Vielfältigkeit von Essen. Ihr Geschmackssinn kann verkümmern. Darum sollte es heute besser heißen: »Alles, was auf den Tisch kommt, wird probiert!«

simplify-Tipp
Probieren schult den Geschmack wie nichts anderes!
Aber essen Sie nicht auf, was Ihnen nicht schmeckt –
hören Sie auf Ihre innere Stimme! Das ist die beste Methode,
das Essen zu genießen und schlank zu bleiben!

simplify-Idee: Lernen Sie, die Größe einer Portion richtig zu wählen

Kennen Sie den alten Diät-Hut »FdH«: »Friss die Hälfte«? Ganz so einfach ist es zwar nicht – aber ein Körnchen Wahrheit steckt tatsächlich in diesem Rat.

Von Übergewichtigen höre ich oft: »Aber dieses Lebensmittel macht doch schlank!« Und das meint im Klartext meist: »Davon kann ich doch so viel essen, wie ich will – je mehr, desto besser.« Doch genau das ist ein fataler Trugschluss. Selbst Obst kann dick machen, wenn man zu viel davon isst.

Die um sich greifenden XXL-Portionen werden für das explodierende Übergewicht in den USA verantwortlich gemacht. Sie verzerren die Vorstellung davon, was »eine Portion« bedeutet.

Bei der Durchführung der ersten gesamtdeutschen Verzehrstudie, in Auftrag gegeben vom Bundesministerium für Ernährung, Landwirtschaft und Verbraucherschutz, gab es deshalb ein Beiheft mit Fotos. Auf ihnen waren Tellerportionen mit Nudeln, Steak, Salat oder auch Brotscheiben, Saftgläser und vieles mehr zu sehen. Die Teilnehmer an der Studie sollten anhand dieser Bilder darlegen, wie viel sie tatsächlich essen. Eine Scheibe Brot kann nämlich schlanke 60 Kalorien haben, wenn sie dünn geschnitten ist. Oder doppelt so viele, wenn es sich um einen dicken Kanten handelt, wenn das Brot dicht gebacken oder mit Kernen und Saaten gemischt ist.

simplify-Tipp

Die Menge, die man isst, spielt eine wesentliche Rolle.
Betrachten Sie Ihre Portionen einmal selbstkritisch:
Neigen Sie zu größeren Mengen?

Das Handmaß hilft!

Verpackungen täuschen Portionsgröße vor. Und wenn sie besonders groß sind, ist das fatal. Die einfachste Richtlinie für die richtige Portion ist dagegen unsere Hand. Denn die Hand steht immer im Verhältnis zur Größe eines Menschen. So haben Kinder kleine Hände, Männer große und Frauen liegen dazwischen. Die richtige Größe hat Ihre Portion, wenn sie in Ihre Hände passt: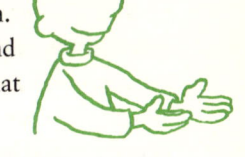

- In zwei zur Schale zusammengelegten Hände passen je eine Portion kleinteiliges Obst oder Gemüse und Blattsalat.
- Jeweils zwei knappe Handvoll Kartoffeln, Nudeln und Reis – alles gekocht – oder Müsli entsprechen einer Portion.
- In eine Hand passen Obst beziehungsweise Gemüse am Stück wie ein Apfel, ein Kohlrabi oder ein Glas
- Auf die gesamte Handfläche bis zu den Fingerspitzen sollte eine fingerdicke Scheibe Brot passen oder eine dünne Scheibe Käse beziehungsweise Aufschnitt, eine Portion Fisch oder Fleisch.
- Sind Fisch und Fleisch sehr dick wie eine Frikadelle oder ein Hühnerbein, dann entspricht eine Portion der geballten Faust.
- In den Handteller einer Hand passen eine Portion Süßes und Knabberzeug – ausreichend für einen Tag!

Natürlich ist das nur eine grobe Angabe – aber seine Hände hat man immer dabei, und auf die Dauer schärft sich so der Blick für Mengen.

Ein Blick auf Seite 36 zeigt Ihnen, wie viele dieser Portionen Sie pro Tag brauchen.

Schrumpfen Sie Ihre Teller

Wer täglich von großen Tellern isst, wie sie in der Gastronomie Mode sind, der konsumiert einfach mehr. Eine Vielzahl von Versuchen hat das bestätigt: Auf einem großen Teller sehen normale Portionen klein aus. Auf einem kleineren Teller wirkt dieselbe Menge üppig.

Wer Geschirr aus Großmutters Zeiten hat, wird feststellen, dass die Essteller heute gerade mal als Dessertteller durchgingen: Alltagsportionen waren damals kleiner – obwohl der Kalorienbedarf erheblich höher war! In der Gastronomie wird auf Wagenrädern serviert – und der Trend hat sich bei Pizza- und Pastatellern in den Privathaushalt fortgesetzt. Die Folge: Man isst einfach mehr.

Denn jeder Mensch hat die Tendenz, seinen Teller leer zu essen. Ernährungspsychologen haben das sehr gründlich untersucht. In einer Studie boten sie Gästen im Forschungsrestaurant unterschiedlich große Eisbecher an – zur Selbstbedienung mit unterschiedlich großen Eiskellen. Was passierte? Die Gäste – allesamt Ernährungswissenschaftler auf einem Kongress – mit den Großgefäßen aßen gut 50 Prozent mehr als diejenigen mit kleineren Schalen und Kellen! Ähnliches zeigte ein Versuch mit Suppe: Die Versuchspersonen aßen aus Tellern, deren Inhalt durch einen nicht sichtbaren Mechanismus immer wieder aufgefüllt wurde, fast doppelt so viel wie aus normalen Tellern – ohne sich am Ende besonders satt zu fühlen! Mit anderen Worten: Wir neigen dazu, unseren Teller leer zu essen, egal, wie groß er ist.

Trinken Sie Süßes aus Sektgläsern

Auch bei Gläsern regiert die optische Täuschung: Wir überschätzen die Höhe und unterschätzen die Breite. Deshalb trinken wir aus hohen, schmalen Gläsern weniger als aus breiten, niedrigen. Das ist sicher einer der Gründe, warum kostbarer Champagner aus hohen »Flöten« getrunken wird – einmal davon abgesehen, dass seine Perle sich dort besser entfaltet.

Wasser sollten Sie also aus großen, gedrungenen Gläsern trinken. Limonaden – aber auch Obstsäfte – am besten aus Sektflöten. Da passen nur 100 Milliliter hinein – und das ist genau die richtige Menge für kalorienhaltige Flüssigkeiten.

Doch auch die Flaschengröße spielt eine Rolle: Kaufen Sie den Wein lieber in 0,75-Liter-Flaschen und nicht in 1-Liter-Flaschen, wählen Sie das Bier in 0,33-Liter-Gebinden statt in Halbliterflaschen.

simplify-Tipp
Benutzen Sie Sektflöten für Limonaden und Saft.
Kaufen Sie Bier und Wein in kleinen Flaschen.

Einmal nehmen ist genug!

Nichts ist gefährlicher, als immer wieder in die Chipstüte zu greifen oder sich immer wieder aus dem Kühlschrank zu bedienen. Man verliert einfach den Überblick über die verzehrten Mengen. Aus dem gleichen Grund sind Büffets verhängnisvoll.

Doch manchmal lässt es sich nicht vermeiden: In Urlaubshotels oder bei festlichen Anlässen sind Büffets fast unumgänglich. Stellen Sie sich in diesen Fällen nur einen Teller zusammen – überlegen Sie gut, was Sie wollen, und nehmen Sie nur dies.

Kleine Portionen sind übersichtlicher

Ernährungsforscher ließen Verbraucher den Kaloriengehalt unterschiedlich opulenter Gerichte schätzen. Das Ergebnis: Kleine Gerichte wurden meist relativ richtig beurteilt. Je größer die Mahlzeit, desto ungenauer die Ergebnisse – und zwar immer zu niedrig. Wer also relativ häufig üppige Portionen verspeist, der unterschätzt dramatisch seine Kalorienaufnahme.

Im Restaurant reicht meist die Vorspeise!

Wer häufig auswärts essen geht, hat die Qual der Wahl und muss meist mit übergroßen Portionen kämpfen. Für den Kalorienbedarf von Frauen reicht in der Regel die Seniorenportion. Oder aber die warme Vorspeise als Hauptgang mit einem Salat vorweg.

Verbannen Sie von vornherein den Brotkorb samt Butter und anderen Aufstrichen vom Tisch, auch wenn es schwerfällt. Sonst sind Sie satt, bevor die Vorspeise kommt. Statt cremigem Fertigdressing bestellen Sie Essig und Öl, um den Salat selbst anzumachen. Und nehmen Sie nach dem Essen einen Espresso oder Cappuccino als Dessert – keine Pralinés.

simplify-Idee: Überprüfen Sie Ihre Essrituale

Schon im Mittelalter gab es Regeln zur »Tischzucht«: Es war genau festgelegt, wer die besten Plätze an der Tafel bekam. Dass wir Gabel und Messer benutzen, ist ein neuzeitliches Ritual. Auch die Menüfolge ist ein Ritual – denn was würden Sie sagen, wenn als Vorspeise das süße Dessert serviert würde und die Suppe als Nachtisch? Die gemeinsam eingenommene Mahlzeit war früher der Kristallisationspunkt des Familienlebens und unverschiebbar. Schließlich musste extra der Ofen angeheizt werden; wer nicht hungern wollte, tat gut daran, zur Stelle sein.

Heute beginnen sich viele dieser Rituale zu verändern. In vielen Haushalten hat inzwischen der Kühlschrank die zentrale Rolle des Herdes übernommen. Garküchen und Imbissstände finden sich fast überall, Lieferservices versorgen uns mit Essbarem rund um die Uhr. Und das Angebot an Fertigmahlzeiten nimmt in den Supermärkten immer mehr Platz ein. Für unseren Körper kann sich das als fatal erweisen.

Wie ist Ihr Tag gestaltet? Haben Sie – zumindest halbwegs – geregelte Tagesabläufe und feste Essenszeiten? Machen Sie sich Ihren Umgang mit Ihren Mahlzeiten bewusst – und gestalten Sie ihn.

Essen Sie nur dreimal am Tag

Das Max-Planck-Institut beobachtete Studienteilnehmer, die in einem von Tageslicht und Umwelt abgeschiedenen Bunker drei bis vier Wochen ihren eigenen Rhythmus suchten. Bei der Mehrzahl betrug er 25 Stunden – vom Tageslicht wird das auf die tatsächlichen 24 Stunden des Tages geeicht. Ein Drittel dieser Zeit wird verschlafen. Außerdem zeigte sich unter diesen Bedingungen: In der Wachphase bekommen wir ungefähr alle fünf Stunden Hunger. Unsere innere Uhr ist auf drei Mahlzeiten pro Tag eingerichtet.

Je länger der Versuch dauerte, desto mehr Ausreißer gab es mit Wachperioden zwischen 10 bis 35 Stunden: Der Taktgeber Sonne fehlte. Aber stets blieben das Verhältnis von Schlaf- zu Wachphasen und die drei Mahlzeiten stabil. Überlegen Sie mal selbst, wie oft Sie essen, wenn Sie ausgelastet und erfüllt von einer Tätigkeit sind.

Was aber ist mit den berühmten Zwischenmahlzeiten? Schwangere und stillende Mütter sowie Kinder sollten durchaus zwischen den drei Hauptmahlzeiten Obst oder Milchprodukte essen. Auch untergewichtige und hochbetagte Menschen brauchen Zwischenmahlzeiten, um zuzunehmen oder ihr Gewicht zu halten. Ebenso können körperlich hart arbeitende Menschen ein zweites Frühstück und eine Vesper vertragen. Die überwältigende Mehrheit aber kommt mit drei Mahlzeiten am Tag aus.

simplify-Tipp
Drei Mahlzeiten am Tag sind ideal! Falls Sie zwischendurch
ein kleiner Hunger zwickt: Essen Sie je eine
Handvoll frisches Obst oder rohes Gemüse oder eine flache
Handinnenfläche voll naturbelassener Mandeln oder Nüsse.
Ganz wunderbar hilft auch ein Milchkaffee.

Schaffen Sie sich Zeitinseln für Ihre Mahlzeiten

Wer nicht ständig snackt, spart Zeit. Und genau diese Zeit sollten Sie fürs Essen reservieren. Geschmack kann sich nur entfalten, wenn es die Möglichkeit zum Genuss gibt. Der ergibt sich
nicht automatisch, sondern Sie müssen wirklich genießen wollen.
Das beginnt mit dem Frühstück, bedeutet also am Morgen vielleicht eine Viertelstunde weniger Schlaf. Mittags heißt das, eine
Arbeit, ein Gespräch zu unterbrechen, weil Essenszeit ist. Und
abends bedeutet das, nicht schnell auf dem Heimweg oder vor
dem Kühlschrank etwas zu futtern, sondern konsequent bis zum
Abendbrot zu warten – und sich dafür Zeit zu nehmen und es zu
genießen.

Das ist gar nicht so abwegig: Der Ernährungsbericht der Deutschen Gesellschaft für Ernährung von 2004 kam zu dem erstaunli-
chen Ergebnis, dass sich die Deutschen pro Tag 21 Minuten länger
Zeit fürs Essen nehmen als noch vor
zehn Jahren! Davon ent-
fielen nur 7 Minuten zu-
sätzlich auf Mahlzeiten
in Restaurants – die
restlichen 14 Minuten
wurden beim Essen zu
Hause verbracht! Gut so: Essen
bedeutet eben nicht nur, satt zu werden, sondern ist auch Entspannung, Genuss, Zeit fürs Miteinander.

Früher waren die meisten Geschäfte von 13 bis 15 Uhr geschlossen. Mittagszeit. Heute gibt es das kaum noch; auch im
Büro kann man sich keine zwei Stunden Mittagspause leisten.
Aber 30 Minuten sind immer drin – ganz sicher. Wer das durch-
hält, wird mit Zufriedenheit und mehr Energie am Nachmittag
belohnt.

Essen Sie immer am Tisch

Am besten ist es, Sie setzen sich zum Essen hin. An einen Tisch!
Das kann der Küchentisch sein, der Tisch in der Kantine oder das
Tischchen im Bistro. Aber niemals der Schreibtisch! Und essen Sie
auf keinen Fall im Auto!

Wer den ganzen Tag am Schreibtisch sitzt, mag vielleicht für
eine Weile lieber stehen. Dann sorgen Sie für entsprechende Möglichkeiten in Ihrer Küche, stellen Sie zum Beispiel einen Stehtisch
auf oder richten Sie eine Esstheke ein. Auch in der Mittagsgas-
tronomie und in Betriebslokalen gibt es die Möglichkeit, an Steh-
tischen zu essen. Wie etwas weiter oben schon erwähnt, macht
die Französin Mireille Guiliano in ihrem Bestseller *Warum französische Frauen nicht dick werden* unter anderem den Bistrotisch
für die gute Figur der französischen Frauen verantwortlich: Wer
sich zum Essen hinsetzt, der muss sein Essen nicht in Windeseile
in sich hineinschlingen, sondern lässt sich Zeit. Und isst am Ende
weniger, weil er merkt, wann er satt ist!

Ist es nicht bereits ein Genuss, diese Zeit für sich zu reservieren?
Schon dieser Luxus macht beinahe satt. Und genau das sollten Sie
sich gönnen. Tag für Tag.

Benutzen Sie Messer und Gabel

Fingerfood ist in. Das kann bei kleinen Häppchen ein Genuss sein. Es kann aber auch einen Rückfall in die Steinzeit bedeutet: ein Hastiges In-sich-Hineinstopfen von allem, was man in die Finger bekommt. Essen mit Messer und Gabel – in Asien mit Stäbchen – ist eine langsam gewachsene Esskultur. Sie zwingt uns innezuhalten, uns Zeit zu nehmen, die Bissen anzuschauen, bevor wir sie essen.

Im Mittelalter wurde mit den Fingern gegessen – höchstens ein Messer nutzte man zusätzlich. Erst im 18. Jahrhundert machte die Gabel Furore. Sie kam aus Italien zu uns. Die Kirche ächtete sie anfangs als »Teufelsforke«. Es dauerte rund 100 Jahre, bis sie sich als wesentlicher Bestandteil des Bestecks etablieren konnte – aber zunächst nur in der Oberschicht: Essen war knapp – nur Reiche konnten sich dabei Zeit lassen.

Heute hat jeder Messer und Gabel daheim – ein Zeichen von Wohlstand. Fallen Sie also nicht auf Fast-Food-Anbieter herein, die Ihnen erklären wollen, Fingerfood wäre der wahre Genuss. Natürlich ist es nett, mal Chicken Wings oder Sparerips mit den Fingern zu essen. Aber die Gefahr besteht, dass wir zu schnell zu viel futtern. Wer Besteck benutzt, nimmt sich mehr Zeit, genießt sein Essen mehr und wird sich wahrscheinlich nicht so rasch überessen.

Der Ernährungsforscher Brian Wansink beobachtete Über- und Normalgewichtige an einem chinesischen Büffet. Er wollte herausfinden, wer mit Essstäbchen isst und wer Messer und Gabel nutzt. Sein Ergebnis: 80 Prozent der Stäbchenesser waren schlank – nur 20 Prozent fettleibig! Das spricht sehr stark für zivilisierte Tischsitten und gegen Steinzeitmanieren!

Essen Sie nie aus Schüssel, Topf oder Pfanne!

Sie kommen nachmittags nach Hause – und da steht noch die Pfanne oder der Topf mit den Resten vom Mittagessen auf dem Herd. Alle haben schon gegessen – da können Sie doch gleich das Übriggebliebene aus der Schüssel futtern. Sie brutzeln sich etwas Schnelles in der Pfanne – wozu da noch ein Teller?

Irrtum! Auch hier gilt: Wir neigen dazu, nicht auf unser Sättigungsgefühl zu achten und das, was vor uns steht, aufzuessen – auch wenn es zu viel ist. Wenn das Gefäß groß ist, wirken selbst Riesenportionen übersichtlich. Denken Sie an das Experiment mit den großen Eisschalen, von dem oben schon die Rede war.

Außerdem wirkt da oft noch unsere Erziehung nach: Es ist ein wenig ungehörig und peinlich, aus dem Topf zu futtern – das möchte man schnell hinter sich bringen und schlingt. Für Genuss und Sättigung bleibt da keine Zeit. Deshalb: Nehmen Sie einen – kleinen – Teller, er ist immer noch die beste Maßeinheit.

Ignorieren Sie Reste

»Mach mich leer!«, scheinen alle Töpfe und Schüsseln zu rufen, in denen sich noch die Reste einer Mahlzeit finden. Die Botschaft ist stark, und es ist schwer, sich ihr zu widersetzen. Aber wenn Sie jeden Tag zwei Löffel zu viel essen, endet das am Ende unausweichlich in Zusatzkilos. Und nicht nur das: Sie gewöhnen sich an größere Portionen. Meist werden die Reste dem Familienmitglied mit dem größten Appetit aufgenötigt. Die Folge: Wer zu viel Speck auf den Rippen hat, wird noch dicker!

Was zu viel ist, kommt in die grüne Tonne. Bewahren Sie nur ausreichend große Überbleibsel im Kühlschrank auf, um ein Restessen daraus zu zaubern.

simplify-Tipp

Sie sind nicht der Resteeimer der Familie. Ihr Körper ist nicht zum Entsorgen von Übriggebliebenem da – auch wenn es köstlich ist. Werfen Sie es weg – und zwar sofort.

Essen Sie möglichst nicht allein

Allein zu essen ist meist eine trostlose Angelegenheit. Sicher – vielen Menschen bleibt nichts anderes übrig. »Essen auf Rädern« ist vor allem deshalb ein Misserfolg, weil die wichtigste Zutat für eine gelungene Mahlzeit – die Gesellschaft – fehlt.

Einsames Essen wird oft nebenher erledigt – man genießt nicht und isst oft mehr, als man braucht. Versuchen Sie deshalb, wann immer möglich nicht allein zu essen. Verabreden Sie sich mit Kollegen zum Mittagstisch, warten Sie abends, bis Sie mit Ihrem Partner essen können – essen Sie mit Ihren Kindern und nicht etwa später. Das wird Ihnen auch helfen, einen regelmäßigen Essrhythmus zu entwickeln.

simplify-Tipp

Suchen Sie sich »Mitesser« – das hilft Ihnen, Maß zu halten, und steigert den Genuss.

113

Reduzieren Sie Ihren Medienkonsum

Es gibt eine Flut von Studien, die alle zum selben Schluss kommen: Die Dauer des TV- und Internetkonsums hat einen starken Einfluss auf das Körpergewicht. Mit anderen Worten: Je mehr Zeit man vor Fernseher und PC verbringt, desto dicker ist man. Selbst Diäten, bei denen *nichts* (!) als der Fernsehkonsum reduziert wurde, führten zu deutlicher und langfristiger Gewichtsabnahme!

Das hat mehrere Gründe: Wer als Couch-Potatoe durch die TV-Kanäle zappt oder googelt, der bewegt sich nicht. Erschwerend kommt dazu, dass man wunderbar währenddessen futtern kann. Knabberzeug und Medienkonsum gehören für viele geradezu zusammen! Das Fatale: Man isst reflexartig nebenbei und bemerkt es nicht. Außerdem besteht ein Großteil der TV-Werbung aus Anpreisungen von Lebensmitteln. Süßigkeiten, Süßgetränke und Snacks bilden dabei den Löwenanteil – und das macht Appetit!

Auch eine Zeitung oder ein Buch zu lesen und gleichzeitig zu essen führt zu Unachtsamkeit. Im Kaffeehaus zum Cappuccino oder zum Morgenkaffee eine Zeitung zu studieren ist in Ordnung – aber nicht zur Torte oder zum Müsli!

Der gewachsene Medienkonsum führt letzten Endes dazu, das wir gefühlt keine Zeit mehr haben. Wer täglich drei Stunden TV sieht, dem fehlen diese für andere Tätigkeiten. Werden Sie wieder Herr Ihrer Zeit und beschränken Sie Ihren Medienkonsum. Zählen Sie die Minuten oder Stunden vor dem PC dazu! Sie werden sich wundern, wie schwer das anfangs fällt.

simplify-Tipp
Führen Sie eine Zeit lang Buch über Ihre Mediengewohnheiten. Verbringen Sie nicht mehr als eine Stunde Ihrer Freizeit täglich vor TV oder PC. Und lesen Sie nicht, während Sie essen!

simplify-Idee: Entkoppeln Sie Gefühle und Essen

»Liebe geht durch den Magen«: Essen hat immer etwas mit Gefühlen zu tun. Die Ursachen dafür liegen in unserer frühen Kindheit: Gestillt zu werden befriedigt ja nicht nur den Hunger im Bauch, sondern auch das Bedürfnis nach Berührung, Nähe, Liebe. Oft bleibt das in der Kindheit weiterhin so: »Trostpflaster« sind meist süß, zur Belohnung gibt es etwas zu essen.

Ich berate immer wieder auch Mütter von schwer übergewichtigen Kleinkindern. Sie alle zeigen bestimmte Gemeinsamkeiten: Sie sind besorgt, packen ihre Kleinen bei Wind und Wetter auch gegen deren großen Protest bestens ein, bringen sie zum Kindergarten oder zur Schule – aber sie sind nicht fähig, ihnen einen noch so ungesunden Essenswunsch abzuschlagen. Das kurze Gefühl, den Kindern etwas Gutes zu tun, ist einfach übermächtig.

Wahrscheinlich spielen uns mütterliche Instinkte einen Streich: Die Menschheit konnte nur überleben, weil der kleine, schwache Nachwuchs gepäppelt wurde – zumindest während der ersten Jahre. Das Dreamteam der Evolution sind die fütternde Mutter und das futternde Kind. Heute muss die Mutter eines dicken Kindes über ihren Schatten springen, auf ihre Vernunft hören und gegen ihre instinktiven Impulse den Esswunsch des Kindes abschlagen oder zumindest auf später verschieben.

Verstehen Sie mich richtig: nichts gegen den bewussten Genuss. Aber seien Sie kritisch, wenn Konflikte mit Süßem gelöst werden sollen und wenn Gefühle durch Essen ausgedrückt werden. Das verringert nämlich keine Probleme, sondern macht sie in der Regel noch schlimmer.

simplify-Tipp
Reagieren Sie auf Probleme nicht mit Essen –
weder auf eigene noch auf die Ihrer Familie.

Süße Geschenke – nur in Maßen

Die Zeiten, als eine Tafel Marzipanschokolade einen ganzen Monat reichen musste, sind längst vorbei. Speziell zu Ostern und in der Weihnachtszeit geht ein wahrer Platzregen von Süßwaren nicht nur auf Kinder nieder. Discounter bieten riesige »All in one«-Tüten an, die vom Osterhasen bis zum Nougatei, vom Weihnachtsmann bis zu Zimtsternen alles enthalten, was dem Anlass halbwegs angemessen scheint. Eine einzige Tüte würde den kompletten Saisonbedarf decken – aber dabei bleibt es nicht! Denn Süßes ist so billig wie nie zuvor: Während 1912 eine Tafel Schokolade so viel kostete wie 20 Brötchen, kann man heute für den Preis eines guten Brötchens bereits zwei Tafeln Schokolade kaufen! Ein Arbeiter konnte sich im Jahr 1955 für seinen Stundenlohn 1,5 Tafeln Schokolade kaufen. Heute bekommt er für eine Stunde Arbeit 23 Tafeln Schokolade – Tendenz steigend!

Das heißt: Kaum ein Geschenk ist heute so billig wie Süßes! Naschereien aus dem Supermarkt zu schenken ist also weder besonders liebevoll noch großzügig – sondern eher ein Zeichen von Fantasielosigkeit und Sparsamkeit! Auch wenn Namen wie »Merci«, »Mon Cherie« und »Ohnegleichen« etwas ganz anderes suggerieren wollen. Menschen mit Gewichtsproblemen Süßigkeiten zu schenken verrät einen völligen Mangel an Einfühlungsvermögen!

Wenn Sie etwas zum Naschen mitbringen wollen, sollte es etwas Besonderes sein. Das können fünf exquisite Macarons in schöner Verpackung sein oder ein halbes Dutzend manuell hergestellter Trüffel oder etwas Selbstgebackenes. Es geht schließlich darum, dem Empfänger etwas zu schenken, das er sich nicht selbst kaufen würde. Es geht um Genuss! Legen Sie deshalb kein Lager von süßen Gaben an, sondern verschenken Sie lieber andere Kleinigkeiten wie dekorative Briefkarten oder Badesalz, für Kinder zum Beispiel die Klassiker Seifenblasen und Luftballons.

Belohnen Sie weder sich noch andere mit Essbarem

Bei der Tierdressur ist Füttern die wichtigste Säule der Erziehung: Ohne Heringshäppchen erklettert kein Seehund das Treppchen! Das funktioniert ebenso bei Hunden, manchmal auch bei Katzen. Mit Folgen: Übergewicht wie bei Herrchen und Frauchen. Sogar Diabetes Typ 2 durch Übergewicht ist bei Haustieren keine Seltenheit mehr. Die Besitzer bringen ihre Tiere vor lauter Liebe wortwörtlich um. Mein Mann weiß als Tierarzt ein Lied davon zu singen.

In kargen Zeiten war Essbares in der Kindererziehung von magischer Wirkung. Getreu dem Motto »Erziehung ist Erpressung und Bestechung« wurde der Nachtisch davon abhängig gemacht, dass der Teller zuvor leer gegessen wurde. Andererseits winkte das süße Extra, wenn die Schulaufgaben mit Sternchen benotet wurden, die Mathearbeit gut geriet oder jeden Nachmittag Klavier geübt wurde. »Bonbonpädagogik« heißt das im Fachjargon. Und trotz Überfütterung zieht sie noch immer.

Dabei wissen wir alle: Süßes gibt es beinahe zum Nulltarif. Die wahre Kostbarkeit ist heute die Zeit! Natürlich ist es viel bequemer, Gummibärchen zu verteilen, statt einen ganzen Abend Rommé, Mensch ärgere Dich nicht oder Memory zu spielen. Aber langfristig rächt sich diese Bequemlichkeit.

Beantworten Sie Stress nicht mit Essen

Es gibt Menschen, die bei Stress keinen Bissen herunterbekommen. Die sehen nach den Examenswochen oder dem Projektende völlig erschöpft und abgemagert aus. Doch die meisten Menschen reagieren auf Druck mit Essen. Die Folge: Sie nehmen zu. Wenn sie in anstrengenden Berufen tätig sind, dann setzt sich das Übergewicht auf Dauer fest – Tendenz steigend. Sinnvoll ist das natürlich nicht, weil es die Abwehrkräfte schwächt und chronisch krank machen kann. Ganz abgesehen davon, dass die Zufriedenheit leidet, wenn der Hosenbund spannt.

Was passiert bei Stress? Der Körper wird in höchste Alarmbereitschaft versetzt und schüttet Adrenalin aus. In Urzeiten gab uns das die Kraft für schnelle Fluchten oder Angriffe, kurz für schnelle, körperliche Leistung. Heute läuft der Alarm ins Leere – und das erhält den Stress aufrecht. Um sich abzulenken und zu beruhigen, greifen viele Menschen zum Essen.

Wer kann, sollte unmittelbar nach Stresssituationen einmal um den Block laufen, eine Runde Seil springen, ein paar Kniebeugen machen oder zumindest aufstehen und vor dem Fenster ein paar Mal tief ein- und ausatmen. Langfristig ist es erfolgreicher, Entspannungsmethoden zu lernen. Als sehr wirkungsvoll gerade in Zusammenhang mit Stressessen hat sich die progressive Muskelentspannung herausgestellt. Diese Übung kann sowohl im Sitzen – also am Schreibtisch – als auch im Liegen durchgeführt werden. Körperpartie nach Körperpartie wird jeweils angespannt, 5 Sekunden lang die Anspannung gehalten und dann locker gelassen. Anleitungen gibt es schriftlich, aber auch auf CD oder in Kursen.

simplify-Tipp
Wenn Sie ein Stressesser sind, sollten Sie Techniken entwickeln, Anspannung abzubauen, ohne zu futtern. Dabei spielt Muskelarbeit eine wichtige Rolle.

Das hungrige Hirn

Eine neue Theorie könnte erklären, warum Menschen unter nervlicher und geistiger Belastung zunehmen: Die »Selfish Brain«-These wurde von Lübecker Wissenschaftlern um den Adipositas-Spezialisten und Diabetologen Achim Peters entwickelt. Er vermutet einen engen Zusammenhang zwischen Stress und Stoffwechsel. Grundlage ist der enorme Energiebedarf unseres Gehirns: Obwohl es nur 2 Prozent unserer Körpermasse ausmacht, benötigt es 50 Prozent unserer Kohlenhydratzufuhr. Kohlenhydrate sind Ausgangssubstanz für Glukose, die dem Gehirn als alleinige Nahrung dient. Deshalb sorgt das Gehirn als Schaltzentrale des Stoffwechsels dafür, dass es immer genug Energie zur Verfügung hat – es betreibt rücksichtslosen Eigennutz (*selfish* bedeutet selbstsüchtig).

In Stresssituationen wird das Gehirn immer mit einem größeren Energieanteil versorgt als der übrige Körper. Bei übergewichtigen Menschen gerät das Wechselspiel zwischen Stresssystem und Hirnstoffwechsel durcheinander – es kommt zu einer unnatürlichen Steigerung des Appetits durch Daueralarm des Gehirns. Und genau das kann zu Übergewicht führen, zu beobachten an Politikern, Wirtschaftsführern oder Schichtarbeitern, die ständig unter Strom stehen.

Auf diesem Gebiet wird weitergeforscht. Erste Konsequenz ist eine Therapie: »Train the brain«, die mit Sport, Gesprächstherapie, Verhaltenstraining, Entspannungsmethoden und einem besseren Umgang mit Gefühlen versucht, die Fehlreaktionen im Körper zu korrigieren und das Übergewicht damit in den Griff zu bekommen.

Trösten Sie sich nie mit Lebensmitteln

»Gönnen Sie sich etwas«, »Das haben Sie verdient«, »Verwöhnen Sie sich«, »Für schöne Stunden« – immer wieder verbindet die TV-

Werbung Lebensmittel mit bestimmten Empfindungen. Und wer kennt es nicht – das Gefühl, mit Essen und Trinken für Glück und Wohlbefinden zu sorgen.

Das ist ganz schön gefährlich! Denn wer Kummer hat, der wird umso häufiger zum süßen Trost greifen – und in der Folge zunehmen und am Ende noch niedergeschlagener sein. Der Begriff »Kummerspeck« ist nicht ohne Grund entstanden!

Üben Sie, von Essen als Trost wegzukommen zu Dingen, die Sie tatsächlich entspannen, Ihr Wohlbefinden steigern und gleichzeitig Ihr Körpergefühl stärken: ein duftendes Bad, eine anregende Massage, ein Besuch in Sauna oder Schwimmbad – oder einfach ein Spaziergang. Das regt Durchblutung und Atmung an – beides wichtige Bedingungen für das Wohlbefinden, die auch nachhaltiger für eine bessere Stimmung sorgen als Essen.

Eine weitere Möglichkeit: singen. Ich habe selbst erlebt, wie Singen den Kummerkloß im Hals löst – einfach durch die andere Form der Atmung. Wahrscheinlich wussten unsere Vorfahren das instinktiv. Schließlich ist Gesang ein wichtiger Teil einer jeden Kultur.

Im Grunde ist alles, was Ihre Aktivität fördert, besser als passives Knabbern. Wer etwas tut, der hat schon fast gewonnen.

Richten Sie sich einen »Kummerkasten« ein. Aromatisieren Sie

 ihn mit Ihrem Lieblingsduft – das kann ein Parfum oder ein Aromaöl sein –, damit Sie ihn gern öffnen. Schreiben Sie auf Kärtchen, was Ihnen guttut: ins Museum gehen, mit Freunden telefonieren, singen – alles, was Ihnen einfällt. Diese Karten kommen ins Kästchen, und jedes Mal, wenn Sie der Kummer packt, suchen Sie darin nach etwas, das Ihnen hilft, die Traurigkeit hinter sich zu lassen. Es sollte ein lebendiges Kästchen sein, das Sie immer ergänzen mit neuen Trostideen.

simplify-Tipp
Reagieren Sie auf Kummer nicht mit essen.
Entwickeln Sie stattdessen aktive, kalorienfreie Troststrategien.

Essen ist keine Beschäftigungstherapie!

Viele Übergewichtige, die ich berate, haben ein großes Problem: Sie haben zu viel Zeit. Sie sind arbeitslos oder in Rente, leben in Vororten oder auf dem flachen Land, haben erwachsene Kinder, die bereits ausgezogen sind, oder lebten schon immer allein. Sie verbringen ihre Tage mit Fernsehen und Essen.

Noch nie hatten Menschen so viel Freizeit wie heute. Doch viele können sie nicht nutzen, weil sie nicht wissen, was sie mit sich anfangen sollen. Früher hatte Übergewicht kaum eine Chance, die Menschen hatten rund um die Uhr zu tun, und Essen war nur dazu da, den Hunger zu stillen, fertig. Was insgesamt gesehen natürlich ein Fortschritt ist – wir müssen nicht mehr selbst unsere Vorräte für den Winter einmachen und einlagern, die Kleidung nicht mehr selbst nähen, stricken oder weben, wir können unser Fuhrwerk zur Reparatur in die Werkstatt bringen –, hat aber auch eine Kehrseite: Es lässt uns zunehmend passiv werden. Ideale Konsumenten.

Die Passivität zu durchbrechen ist schwer. Beginnen Sie mit kleinen Schritten. Dabei ist das Internet mit seinen Tauschbörsen und Foren eine gute Hilfe, neue Aufgaben zu finden (wenn Sie dabei nicht stundenlang vor dem Computer hängen bleiben). Naheliegender sind Kirchengemeinden, Bürgerforen und -initiativen in Ihrer unmittelbaren Nachbarschaft. Fangen Sie gleich morgen mit einem Projekt an. Und nicht aufgeben, wenn es nicht sofort klappt.

simplify-Tipp

Füllen Sie Langweile und Leerlauf nie mit Essen, sondern werden
Sie aktiv. Dabei sollten Sie sich wie auf einer Spirale vorarbeiten:
Beginnen Sie in der Familie, wandern Sie gedanklich über
Ihren Freundeskreis in die Nachbarschaft und halten Sie nach
Anknüpfungspunkten Ausschau.

Gehen Sie auf Abenteuersuche in der Natur

Je städtischer das Umfeld, desto weniger Aktionsmöglichkeiten
haben Menschen – darunter leiden vor allem Kinder. Dazu kommt
noch die Sorge der Eltern um deren Sicherheit – da wird die Wohnung zur Familienzelle.

Die beste Anregung bietet die Natur – die Idee des Waldkin-
dergartens basiert darauf und ist sehr erfolgreich. Waldkinder-
gärten haben ihren Sitz im Wald, wo höchstens eine Hütte oder
ein Bauwagen als Unterschlupf dient, wenn das Wetter zu wüst
wird. Spielgeräte sind überflüssig – die bietet die Natur. Das Er-
staunliche daran: Die Kinder sind seltener krank und haben auch
seltener Übergewicht.

Nehmen Sie sich ein Vorbild daran: Verbringen Sie viel Zeit in
der Natur. Allerdings reicht es nicht, einen gepflegten Spaziergang
zu machen – es muss schon Entdeckungsfreude und Kreativität
hinzukommen. Wenn Sie Kinder haben: Spannen Sie sie ein –
bauen Sie gemeinsam kleine Waldhütten, sammeln Sie Blätter und
bestimmen Sie sie. Das sind Tätigkeiten, die ganz kalorienfrei die
Sinne anregen – und zwar die der gesamten Familie.

simplify-Tipp

Machen Sie Ausflüge in die Natur, wann immer es geht.
Das regt die Sinne an und führt weg von der ständigen
Beschäftigung mit Essen und Trinken.

simplify-Idee: Wer abnehmen will, sollte kochen (können)

Unabhängigkeit von der Lebensmittelindustrie und ihren Fertigprodukten ist die Voraussetzung einer guten Ernährung. Das heißt nicht, dass Sie nur noch selbst gebackenes Brot und selbst gezogenes Gemüse essen sollten. Aber es ist wichtig, dass Sie wissen, wie Gerichte zusammengesetzt sind – und die Möglichkeit haben, sich auch ohne Fertigprodukte gut zu ernähren.

Eigentlich eine Selbstverständlichkeit. Aber in unserer Gesellschaft, in der alles und jedes spezialisiert und delegiert wird, gehört auch das Kochen zu den oft »outgesourcten« Tätigkeiten. Doch wirklich düster sieht es in unseren Küchen nicht aus. In der oben schon erwähnten gesamtdeutschen nationalen Verzehrsstudie von 2008 gab immerhin knapp die Hälfte der Befragten an, dass sie gut kochen könnten – davon waren allerdings zwei Drittel Frauen. Knapp 30 Prozent der Umfrageteilnehmer waren vorsichtiger und meinten, ein bisschen kochen zu können. Die verbleibenden Nicht-Köche waren zu 5 Prozent Frauen, aber rund 25 Prozent der insgesamt befragen Männer rechneten sich dazu.

Erstaunlicherweise lauteten die Antworten in der Iglo-Studie »Kochen in Deutschland« aus dem Jahr 1995 ganz ähnlich. Aber wer isst dann all die Fertig- und Halbfertigprodukte, die seither die Regale erobert haben? Vielleicht hat sich das Verständnis von Kochen geändert. So wird schon seit den fünfziger Jahren die Zubereitung von Nudeln aus der Packung als selbst gekocht bezeichnet, auch wenn ursprünglich in jedem süddeutschen Haushalt Nudeln eigenhändig hergestellt wurden.

Vielen Menschen fehlt das Selbstvertrauen, aus frischen Zutaten eine Mahlzeit zu kreieren. Kochen scheint dem, der es nicht beherrscht, eine Geheimwissenschaft zu sein. Dabei ist es eigentlich ganz einfach. Ich habe eine große Schar von Praktikanten in meiner Versuchsküche beschäftigt. Sie hatten sehr unterschiedliche Vorkenntnisse und einige hatten überhaupt keine Erfahrung – doch alle haben schließlich Kochen gelernt. Manche sogar ausgezeichnet.

Kochen regt die Sinne an

In der Pädagogik gilt Kochen mittlerweile als Rundum-Förderprogramm: Es trainiert die Feinmotorik beim Schneiden, Kneten, Raspeln und Rühren. Es regt die Sinne an – vom Riechen über das Sehen bis zum Schmecken. Das ist in unserer Kunstwelt überaus wichtig. Darüber hinaus weckt es Verständnis für naturwissenschaftliche Phänomene wie die Veränderung der unterschiedlichen Lebensmittel beim Garen. Eier werden hart, Kartoffeln werden weich, Gebratenes wird braun, Gekochtes bleibt hell, das Aroma der Zitrone sitzt in der Schale, nicht im Saft.

»Esspedition Schule« ist aber nicht nur etwas für Kinder. Auch Erwachsene können sich in der bunten Welt der Lebensmittel nur wohlfühlen, wenn sie Erfahrungen sammeln. Wenn sie über das, was auf ihrem Teller und letztlich in ihrem Magen landet, Bescheid wissen.

Je besser Sie die Qualität bei Lebensmitteln beurteilen können, je frischer und schonender Sie sie in Ihrer eigenen Küche zubereiten, desto freier werden Sie als Verbraucher. Sie werden feststellen, dass Sie keine komplizierten Zutaten brauchen, sondern mit einfachen Lebensmitteln bestens zurechtkommen und wunderbare Mahlzeiten zubereiten können.

Machen Sie sich schlau

Wie das Eis der Saison von Mövenpick heißt oder die neueste Variante der Ritter-Sport-Schokolade, das weiß jeder Verbraucher spätestens eine Woche nach Start der Werbekampagne. Aber schon der Unterschied zwischen Weiß- und Spitzkohl ist den meisten Verbrauchern schleierhaft. Wer weiß noch, dass zwischen Knollensellerie und Bleichsellerie Geschmackswelten liegen? Das geht weiter beim Fleisch: Wer fertig marinierte Grillsteaks kauft, weiß überhaupt nicht mehr, aus welchem Teil von welchem Tier sie stammen. Und wenn man etwas nicht benennen kann, dann kann man sich nicht darüber informieren und es auch nicht einkaufen. Gerade Lebensmittel, die viele Nährstoffe und wenig Kalorien haben, bleiben so oft unbekannt.

Beginnen Sie mit Gemüse

Oft wollen gerade Männer mit dem Menü eines Sternekochs die Eroberung der Küche starten. Wunderbar, wenn das Gericht gelingt – aber der Aufwand ist so abschreckend, dass diese Aktion meist buchstäblich eine Sternstunde bleibt. Sie ändert nicht den Alltag, sondern gehört eher ins Gebiet Hobby. Das ist nicht verkehrt, bildet aber eben nicht die Basis unserer Ernährung.

Hängen Sie die Erwartungen zunächst tiefer, wenden Sie sich

den einfachen Dingen zu. Stellen Sie Gemüse ins Zentrum Ihrer ersten Versuche. Fast alle Übergewichtige essen zu wenig Gemüse. Das hat viele Gründe: Gemüse muss gewaschen, geputzt oder geschält werden. Bei Zwiebeln muss man weinen, Rote Bete färbt Ihre Hände, und Schwarzwurzeln hinterlassen braune klebrige Flecken. Es gibt meist eine Menge Abfall, und zu allem Überfluss muss alles geraspelt oder zumindest klein geschnitten werden, bevor es überhaupt weiterverarbeitet werden kann. Wer da nicht die richtige Ausrüstung hat, bekommt schnell Probleme.

simplify-Tipp
Besorgen Sie sich ein großes, starkes Gemüsemesser, ein kleines scharfes Küchenmesser, einen Pendelschäler, einen Gemüsehobel mit unterschiedlichen Einsätzen und einen elektrischen Blitzhacker. So macht die Gemüsezubereitung Spaß.

Entdecken Sie den Reiz der Saison

»Variety ist the spice of life«, das gilt erst recht für Lebensmittel: Immer wieder gibt es neue Sorten, Geschmackskomponenten oder exotische Zubereitungsarten auszuprobieren. Die schönste Abwechslung bereitet der Wechsel der Jahreszeiten und mit ihm das Saisongemüse und -obst.

So schmeckt Rote Bete am feinsten im Sommer, und guten Feldsalat gibt es nur im Winter. Und dass Spitzkohl im Juni zu haben ist, wissen nur noch Eingeweihte.

Manche Ernährungswissenschaftler sind überzeugt, dass wir genetisch regional und saisonal verankert sind: Das bedeutet, dass unser Körper auf bestimmte Lebensmittel zu bestimmten Jahreszeiten eingestellt ist und sie deshalb gut verträgt. Warum also nicht einfach die Abwechslung genießen, die die Natur uns bietet?

Kochen Sie sich satt

Ein Essen zuzubereiten, die unterschiedlichen Aromen einzuatmen, gleichzeitig aktiv und in Bewegung zu sein – das ist eine wunderbare Grundlage für eine gesunde Sättigung. Denn schon der Duft eines entstehenden Essens befriedigt den ersten Appetit. Natürlich gibt es dicke Köche. Doch deren Übergewicht kommt eher von Stress und Schichtarbeit als von genießerischem Essen – auch wenn jeder dicke Koch das bestreiten würde!

Haben Sie also keine Sorge, dass Kochen zum Übergewicht beiträgt. Ganz im Gegenteil – solange Sie unter Kochen nicht das Schieben der Fertigpizza in den Ofen verstehen!

Fertiggerichte und Fast Food – echte Dickmacher

Wer überwiegend auf Fertigprodukte zurückgreift oder sich vorwiegend mit Fast Food ernährt, der nimmt schnell zu. Denn die meisten fertigen Gerichte sind reich an Fett, Zucker und Stärke – drei Stoffe, die unserem Körper schnell mehr Energie liefern, als er eigentlich braucht. Die Folge: Die überschüssige Energie wird in Fettpolstern gespeichert, der Bauch schwillt an. Manche Forscher behaupten sogar, Fast Food mache süchtig, da der Mix der Inhaltstoffe das Gehirn zur Ausschüttung von Glücksstoffen veranlasse – und die will unser Körper immer wieder!

Brisant ist der typische Fertiggerichtmix aus Fett und leicht verdaulichen Kohlenhydraten allemal. Denn wegen der einfachen Kohlenhydrate schüttet der Körper viel Insulin aus. Dieses Stoffwechselhormon hilft, den Zucker in die Körperzellen zu schleusen. Dort liefert er die nötige Energie. Gleichzeitig fördert Insulin aber auch die Bildung von Fettzellen und hemmt den Fettabbau – das lässt die Pölsterchen schnell wachsen.

Dazu kommt noch, dass Fertigprodukte meist eine sehr geringe Nährstoffdichte haben, das heißt pro Kalorie tummeln sich nur wenig wertvolle Nährstoffe wie Vitamine, Mineralstoffe, Bioaktivstoffe, Ballaststoffe oder gesunde Fettsäuren im Essen. Auf Dauer können so trotz jeder Menge Kalorien genau diese lebensnotwendigen Substanzen Mangelware werden.

Die beste Medizin dagegen ist, selbst zu kochen. Denn dann bestimmen Sie, was auf Ihren Teller kommt: Sorgen Sie gut für sich und ersetzen Sie leere Kalorien durch gesunde Nährstoffe. Ihr Körper dankt es Ihnen mit Zufriedenheit und einer schlanken Silhouette. Außerdem macht oft bereits das Kochen satt: Sie essen weniger.

simplify-Tipp
Bereiten Sie Ihr Essen eigenhändig zu.
Das macht satt – und schlank.

Lieber Ofen statt Pfanne

Wenn es schnell gehen soll, greifen wir zur Pfanne. Und das heißt – Beschichtung hin, Beschichtung her – zum Fett. Bratkartoffeln und Bauernfrühstück, Bratwurst und Kotelett, Spiegelei und Kartoffelpuffer verlieren auf diese Weise Nährstoffe und gewinnen – Kalorien!

Heizen Sie stattdessen lieber den Ofen an – gegen den ersten Heißhunger hilft notfalls eine Mohr-rübe, die Sie knabbern, während Sie Ihr Essen vorbereiten. Nicht nur Frikadel-len und Hühnerbeine, auch Bratlinge und Kartoffelspalten, Gemüsestreifen und Fischfilet garen im Backofen viel leichter als in der Pfanne. Am besten legen Sie das Backblech mit Backfolie aus, postieren die Zutaten darauf und pinseln eventuell noch etwas Öl darüber – obendrauf kommen hitzefeste Kräuter wie Rosmarin und Thymian sowie Gewürze.

Das Essen gart von alleine, und Sie können in der Zwischenzeit den Salat putzen. Ein weiterer Vorteil: Danach riechen weder die Wohnung noch Sie nach gebratenem Fett!

simplify-Tipp
Nutzen Sie den Backofen: Lebensmittel garen
dort fast ohne Fett ganz von allein.

Für Singles lohnt sich der Wok

Für eine einzelne Person ist der Backofen manchmal etwas zu groß. Und bei Riesenhunger mitunter eine Spur zu langsam! Ler-nen Sie von der asiatischen Küche: Kaufen Sie einen beschichteten Wok. Für jeden Single, aber auch für Paare – allerdings nicht für Großfamilien – ist das einfach ideal! Er bietet Ihnen die einmalige Chance, aus viel Gemüse, wenig Fleisch und Nudeln oder Reis in Maßen ein raffiniertes, knackiges Essen zu zaubern, das in keiner Weise an einen Eintopf erinnert – und im Grunde trotzdem einer ist. Oder eher eine »Einpfanne«.

Kochen mit dem Wok ist ganz einfach: Zutaten klein hacken, anbraten, umrühren und am Ende die frischen Nudeln dazu werfen – aber nicht zu viele. Sahne und Saucen haben im Wok nichts zu suchen – ein Spritzer Sojasauce tut's auch. Und das ist ausgesprochen figurfreundlich.

simplify-Tipp
Bereiten Sie Ein-Personen-Mahlzeiten im Wok zu.

Entdecken Sie den Dampfgarer!

Im Dampfgarer werden Lebensmittel völlig fettfrei und schonend zubereitet, sie behalten ihren Geschmack und ihre Nährstoffe. Alle Gemüsesorten, die gekocht werden können, eignen sich ebenso für den Dampfgarer. Auch Fisch und Geflügel – also sehr zarte und schnell garende Eiweißquellen – gelingen garantiert! Sie brauchen fast keine zusätzliche Würze und kaum Salz: Das Aroma der Lebensmittel selbst kann sich entfalten. Das heißt: Gute und frische Produkte sind wichtig, wenn Sie mit dem Dampfgarer kochen wollen.

Die Anschaffung eines Dampfgarers bedeutet aber nicht, dass Sie jetzt ein Riesengerät kaufen müssen, wie es Restaurants und Sterne-Köche haben. Die Stiftung Warentest untersuchte verschiedene Geräte – und fand: Schlichte elektrische Dampfgarer tun's auch. Ich kann das nur bestätigen, weil ich einen besitze. Sie sind einfach zu bedienen, blockieren keinen Herd und sie haben einen Zeitschalter – ein großer Vorteil: kein Anbrennen, kein Verkochen, kein Chaos. Einfacher geht es nicht!

simplify-Tipp
Der Dämpfer ist die einfachste und beste Garmethode
für Gemüse, Fisch und Geflügel.

Der Blitzhacker verändert Ihr Essverhalten!

Hacken und schneiden, raspeln und reiben ist mühsam. Ist der Hunger groß, wird darum Gemüse, das erst zerkleinert werden muss, meist weggelassen. Hier tritt der Blitzhacker in Aktion: Er ist klein, einfach und häckselt alles! Werfen Sie Mandeln, Nüsse und Apfelspalten mit Schale hinein, drücken Sie auf den Knopf – und schon ist Ihr Müsli fertig. Selbst Möhren für die Rohkost, Kräuter für den Quark oder Kartoffeln für die Puffer sind in kleinen Portionen im Nu durch.

Bei manchen Modellen ist ein Pürierstab integriert – und der macht Suppen und Saucen cremig und schaumig ganz ohne Sahne.

simplify-Tipp
Ein Blitzhacker mit Pürierstab erleichtert es Ihnen,
sich einfach gesünder zu ernähren!

simplify-Idee: Beziehen Sie Ihre Familie mit ein

Essen und trinken ist eine Frage der Gemeinschaft. Wer in einer Partnerschaft oder in einer Familie lebt, der muss Kompromisse machen, denn er teilt ja buchstäblich den Tisch mit anderen. Wie oft habe ich von Übergewichtigen schon den Satz gehört: »Ich will ja anders kochen, aber meine Familie ist dagegen!«

Hausfrauen haben Sorge, dass ihre Familie nicht mehr mit dem Essen zufrieden ist und auf Knabbervorräte und Kühlschrankschätze besteht. Männer dagegen kaufen oft nicht selbst ein und sind in diesen Fällen auf die Partnerin angewiesen, die vielleicht gar keinen Handlungsbedarf sieht. Wer noch zu Hause bei den Eltern lebt, muss ebenfalls gegen alte Gewohnheiten und eingefahrene Verhaltensmuster kämpfen.

Doch nicht nur die engste Umgebung spielt eine Rolle: Auch Kollegen am Arbeitsplatz können jeden Versuch, sich vernünftig zu ernähren, torpedieren; Freunde beim gemeinsamen Essen zum Nachschlag nötigen und beleidigt reagieren, wenn Sie entschieden ablehnen.

Wer sein Gewicht normalisieren will, der muss oft mit den unterschiedlichsten Widerständen kämpfen. Das macht es meist schwer, am Vorhaben festzuhalten – besonders, wenn man selbst mal an sich zweifelt.

Allein werden Sie es gegen die anderen nicht schaffen. Sie brauchen Verbündete!

simplify-Tipp

Kein Mensch ist eine Insel. Machen Sie aus Ihrem Wunsch abzunehmen kein Geheimnis. Bitten Sie um Unterstützung und beziehen Sie Ihr Umfeld mit ein.

Machen Sie Ihren Partner zum Verbündeten

In der eigenen Beziehung ist die Frage der Kilos oft kompliziert. Vielleicht möchte Ihr Partner, Ihre Partnerin tatsächlich, dass Sie abnehmen. Das ist nicht besonders schmeichelhaft und kann manchmal verletzend wirken – aber es kann auch als ehrliche Unterstützung gemeint sein. Ohne Leistungsdruck und Liebesentzug. Wenn Sie mit offenen Karten spielen, dann ist die Chance groß, dass Ihr Partner Ihnen wirklich hilft.

Hat Ihr Partner ebenfalls Gewichtsprobleme, dann können Sie die Umstellung der Ernährungsgewohnheiten als gemeinsames Projekt angehen. Und das verbindet und stärkt. Damit haben Sie schon fast gewonnen, denn Sie können sich gegenseitig Kraft geben.

Es kann aber auch sein, dass Ihr Partner an so unangenehme Dinge wie überflüssige Pfunde nicht erinnert werden will und sie lieber verdrängt. Entsprechend abwehrend wird die Reaktion ausfallen. Ein neutraler Ratgeber kann da helfen – am besten der Hausarzt. Dann übernehmen nicht Sie die Verantwortung für die Gesundheit Ihres Partners, haben aber Rückendeckung für das eigene Anliegen. Was der andere daraus macht, liegt nicht in Ihrer Verantwortung. Sie sollten sich zumindest den Freiraum erkämpfen, den Sie für sich brauchen.

Bedenken Sie, dass Widerstand gegen Veränderungen oft aus Unsicherheit und Angst entsteht. Wenn es Ihnen gelingt, Ihrem Partner diese Ängste zu nehmen, dann wird auch der Widerstand schwinden.

Finden Sie Kompromisse mit Ihrer Familie

Wie oft höre ich von übergewichtigen Müttern, dass sie wegen der Kinder nicht anders essen und leben können. Weil sie doch sonst extra für sich kochen müssten, und das wäre einfach zu viel. Oder weil die lieben Kleinen doch bei veränderter Ernährung zu kurz kämen und womöglich in ihrer körperlichen Entwicklung beeinträchtigt würden.

Allerdings zeigen sämtliche Studien, dass selten nur ein Fami-

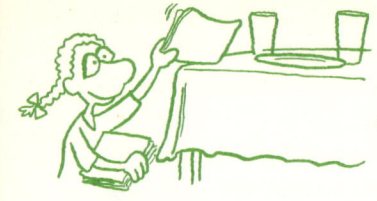

lienmitglied übergewichtig ist. Und eine gute Ernährung sowie ein gesunder Lebensstil sind für alle – egal ob dick oder dünn – wohltuend! Doch ebenso wie ein Partner müssen auch Kinder überzeugt werden.

Wer Gewichtsprobleme hat, der wird irgendwann größere gesundheitliche Probleme bekommen – diese Konsequenzen müssen Sie Ihrer Familie klar vor Augen führen. Für Kinder sind so lange Zeithorizonte aber sehr abstrakt, deshalb sollten Sie Ihre Gründe erklären – aber nicht die Familie um eine Entscheidung bitten. Die müssen Sie für sich treffen. Die gemeinsamen Mahlzeiten und Freizeitaktivitäten werden sich verändern – dafür sollten Sie werben.

simplify-Tipp

Begründen Sie Ihre Entscheidung, anders essen zu wollen, aber fragen Sie nicht um Erlaubnis. Kommen Sie Ihren Kindern im Kleinen entgegen, beziehen Sie sie in die neue Essensplanung mit ein. Dadurch gewinnt das Familienleben – auch wenn Sie es nicht immer allen recht machen können.

Schummeln Sie bei Geschäftsessen und Einladungen

Haben Sie erlebt, was passiert, wenn im Freundes- oder Kollegenkreis bekannt wird, dass Sie abspecken wollen? Ihr Teller gerät bei gemeinsamen Essen plötzlich in den Mittelpunkt des Interesses. Jeder Happen wird kommentiert – und zwar kritisch.

simplify-Tipp

Hängen Sie im Freundes- und Kollegenkreis nicht an die große Glocke, dass Sie Ihre Ernährung ändern wollen. Essen und trinken Sie bei Geschäftsessen und Einladungen langsam, damit Ihr leerer Teller und Ihr leeres Glas nicht immer wieder aufgefüllt werden.

Erwarten Sie nicht, dass alle Ihnen Beifall spenden oder Sie gar unterstützen. Freunde finden das vielleicht ungemütlich und ungesellig – und fordern, dass Sie für heute, für dieses eine Treffen eine Ausnahme machen. Horrorgeschichten über den Jojo-Effekt werden Ihnen aufgetischt, und Sie stehen unter strenger Beobachtung: Wehe, Sie sind einmal müde, mäkelig oder still – das wird gleich als diätbedingt interpretiert.

Warum ist das so? Wahrscheinlich sind andere ähnlich wie der Partner durch solche Entscheidungen verunsichert. Vielleicht haben sie Sorge, dass sich die Freundschaft verändern könnte, weil Sie Ihr Leben umgestalten.

simplify-Tipp

Wenn Sie sich von Freunden und Kollegen zu sehr unter Druck gesetzt fühlen, mehr zu essen und zu trinken, erfinden Sie einfach eine Verordnung Ihres Heilpraktikers. Gehen Sie nicht ins Detail, sondern sagen Sie einfach: »Das vertrage ich nicht.« Vermeiden Sie Diskussionen darüber. Das klappt in den meisten Fällen, weil niemand wirklich gern über die Krankheiten eines anderen spricht.

Setzen Sie Ihren eigenen Maßstab

Sie möchten etwas ändern in Ihrem Leben. Dafür sind Sie allein verantwortlich. Sie sollten diese Umgestaltung nicht in Konfrontation mit Ihren Mitmenschen durchführen. Das wäre auf Dauer zu anstrengend und zum Scheitern verurteilt.

Machen Sie Ihre Entscheidung nicht von anderen abhängig – auch wenn es noch so liebe, besorgte und nahestehende Menschen sind. Keiner kann Ihnen diese Entscheidung abnehmen. Denn die Konsequenzen tragen in erster Linie Sie und Ihr Körper. Das heißt aber auch: Weder die Umstände noch die anderen tragen Schuld am Misslingen oder Scheitern Ihrer guten Vorsätze.

Erwarten Sie von Ihrer Familie oder Ihren Freunden keine

Bestätigung, Lob oder Belohnung. Sie verändern Ihre Lebensgewohnheiten schließlich nicht für die anderen, sondern für sich selbst. Ihr Weg birgt die Belohnung in sich – allerdings langfristig. Sie müssen Geduld haben.

Sicher ist allerdings: Wenn Sie aufgeben und resignieren, dann werden Sie dafür weder Lob noch Sympathie ernten. Im Gegenteil – im Nachhinein wollten alle, dass Sie Ihr Leben ändern. Wenn es Ihnen aber mit Ihrer Entscheidung gutgeht, wenn Sie mit Hochs und Tiefs einfach gesünder leben, dann ist Ihnen der Respekt Ihrer Umwelt sicher.

simplify-Tipp

Machen Sie sich nicht von Ihrer Umwelt abhängig. Erwarten Sie keine Unterstützung. Sie tragen für sich die Verantwortung – das macht Sie frei, Ihr Leben nach Ihren Wünschen zu gestalten.

Vereinfachen Sie Ihre Ernährung!

Wenn es ums Essen geht, redet die Ernährungswissenschaft in erster Linie von Kohlenhydraten, Eiweiß, Fett, Vitaminen und Mineralstoffen. Fast jedes Land hat eine Wissenschaftsgesellschaft, die Empfehlungen über den Bedarf an diesen Nährstoffen auf der Basis von sogenannten evidenzbasierten Kriterien erteilt. Der Stand der Wissenschaft bestimmt diese Werte. Als Instrument für Gesundheitspolitik ist das unentbehrlich. So kann festgestellt werden, ob die Bevölkerung im Durchschnitt gut versorgt ist. Das führte vor etwa 25 Jahren zur Einführung von jodiertem Salz in Deutschland. Denn die Volkskrankheit »Kropf«, ein übermäßiges Wachstum der Schilddrüse, trat damals schon bei Neugeborenen auf: Deutschland ist nämlich ein Jodmangelgebiet. Bis heute hat sich die Versorgung tatsächlich so weit verbessert, dass Deutschland mittlerweile als ausreichend, wenn auch knapp versorgt gilt.

Die Ernährungswissenschaft setzt außerdem Standards für die »Gemeinschaftsverpflegung« fest, also die Versorgung in Schulen, Kindergärten, Seniorenheimen und Kantinen. Die Lebensmittelindustrie orientiert sich teilweise ebenfalls an diesen Empfehlungen.

Und wir Verbraucher? Wir essen Brot und Butter, Wurst und Käse, Suppe und Soufflé. Keiner macht am Tagesende die Rechnung auf, ob denn genug Kalzium oder Eiweiß in seinem Magen gelandet ist. Jeder weiß, dass Vitamin C und Betakarotin die Abwehrkräfte stärken, dass Omega-3-Fettsäuren gut für den Blutfettspiegel sind oder Kalzium die Knochen stärkt. Damit kann man Wissenstests bestehen – aber das macht nicht unbedingt fit für die tägliche Selbstversorgung.

Ob wir tatsächlich genügend Magnesium oder Folsäure zu uns genommen haben, können wir meist nicht sagen. Auch die Ernährungswissenschaft weiß das und hilft uns deshalb mit Pyramiden und Kreisen, die nicht Nährstoffe, sondern Lebensmittel enthalten. Und mit Bedacht listet sie dabei Grundnahrungsmittel wie Getreide und Gemüse auf – und nicht Pizza und Pasta.

simplify-Tipp
Detaillierte Nährwertempfehlungen sind wichtig für Fachleute, die darauf ihre Produkte, Beratung, Planung abstellen. Für uns Verbraucher reicht es, darauf zu achten, was uns wirklich schmeckt und guttut.

simplify-Idee: Essen Sie viel pflanzliche Lebensmittel

Um sich gesund zu ernähren, müssen Sie nicht zum Vegetarier werden. Allerdings beweisen sämtliche Studien, dass Vegetarier schlanker und gesünder sind und länger leben. Natürlich spielt dabei eine Rolle, dass sie meist auch weniger rauchen oder Alkohol trinken, sich dafür umso mehr bewegen.

Tatsächlich enthält alles, was durch die Kraft der Sonneneinstrahlung wächst, ein Höchstmaß an lebensnotwendigen Nährstoffen – und ein Minimum an Kalorien. Pflanzen bestehen bis zu 95 Prozent aus Wasser. Ihre Zellen bekommen Halt durch ein holzähnliches, unverdauliches Gerüst. Das sind zwei dicke Pluspunkte für die gesunde Ernährung: ein hoher Wassergehalt und viele Ballaststoffe. Beides ist Voraussetzung für eine gute Verdauung und eine gesunde Darmflora. Diese Bakterien leben nämlich von den unverdaulichen Ballaststoffen, die in den Dickdarm gelangen – und sie sind ein Teil unserer Immunabwehr. Das Wasser unterstützt den Quellvorgang der Ballaststoffe – sonst würden sie nämlich unseren Darm verstopfen! Der unschlagbare Vorteil beider Substanzen: Sie haben beinahe überhaupt keine Kalorien – in einer überfütterten Gesellschaft wie der unseren ist das ideal!

Außerdem bieten pflanzliche Lebensmittel im Vergleich zu anderen Nahrungsmitteln die meisten Vitamine und Mineralstoffe – jeweils gerechnet auf den Kaloriengehalt. Eine sehr hohe Nährstoffdichte nennt man das.

Außerdem produzieren sie in ihrem eigenen Stoffwechsel die »Shootingstars« der Nährstoffe: die Bioaktivstoffe. Sie heißen wissenschaftlich »sekundäre Pflanzeninhaltsstoffe« und wirken nicht nur bei der Pflanze Wunder, sondern tun auch uns Menschen gut. Mehr Informationen zu Bioaktivstoffen finden Sie im Unterkapitel: »simplify-Idee: Essen Sie einfach«.

Hauptbestandteil pflanzlicher Lebensmittel sind Kohlenhydrate. In kleinen, aber sehr feinen Mengen können Pflanzen auch Fett enthalten. Es ist vor allem in Keimen und Samen zu finden, die Energie für eine neue Pflanze speichern: Nüsse und Kerne, Ölsaaten, die Keime von Getreidekörnern, Oliven und Avocado.

Eiweiß ist eher rar in Pflanzen. Trotzdem ist es möglich, den Eiweißbedarf eines Menschen durch kluge Kombination pflanzlicher Lebensmittel zu decken: Getreidevollkorn, Hülsenfrüchte und Kartoffeln, aber auch Nüsse und Kerne sowie Pilze sind Eiweißträger. Von der Menge her können sie allerdings mit dem Eiweißgehalt von Fleisch, Fisch, Ei und Milch nicht mithalten.

Natürlich kann man auch aus pflanzlichen Substanzen ungesunde Lebensmittel herstellen: von Gummibärchen über Instantsuppen bis hin zu süßen Riegeln und Chips. Puddingvegetarier, die sich von Fertiggerichten ernähren, aber Fleisch meiden, sind schlechter versorgt als nachlässige Allesesser. Dennoch ist Pflanzenkost die Basis unserer täglichen Ernährung: je ursprünglicher, desto besser.

Die große europaweite EPIC-Studie – EPIC steht für »European Prospective Investigation into Cancer and Nutrition«: Prospektive europäische Studie über Zusammenhänge zwischen Ernährung und Krebs –, die seit 1992 durchgeführt wird und an der inzwischen mehr als 500 000 Teilnehmer beteiligt sind, empfiehlt als Zwischenergebnis vier Verhaltensregeln, die das Leben um durchschnittlich 14 Jahre verlängern. Eine davon heißt: Pro Tag fünf Portionen Gemüse und Obst essen!

simplify-Tipp

Kaufen Sie zweimal pro Woche einen schweren Einkaufskorb voller pflanzlicher Lebensmittel: Gemüse, Obst, Kartoffeln, Getreide, Brot und dazu ein paar Nüsse und Samen.

Kohlenhydrate

Kohlenhydrate werden von Pflanzen während ihres Wachstums gebildet: Mithilfe von Sonnenstrahlen bauen sie zum einen die für uns verdaulichen Kohlenhydrate Traubenzucker (Glukose) und Fruchtzucker (Fruktose). Das Pflanzengerüst hingegen besteht aus unverdaulichen Kohlenhydraten: den Ballaststoffen.

Kohlenhydrate bedeuten Energie, denn sie liefern den Brennstoff für unsere Muskeln und das Gehirn: 1 Gramm Kohlenhydrate ergeben 4,1 Kilokalorien. Anders als Muskeln, die auch Fett und Eiweiß verbrennen können, akzeptiert unser Gehirn nur Glukose als Treibstoff.

50 bis 60 Prozent unserer Energie sollten von Kohlenhydraten stammen, das empfiehlt die Deutsche Gesellschaft für Ernährung (DGE) und

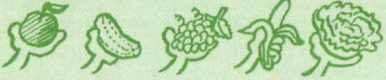 meint dabei in erster Linie komplexe Kohlenhydrate aus Vollkornbrot, Kartoffeln, Reis, Vollkornnudeln, Gemüse und Obst.

Fette

Von der chemischen Zusammensetzung her sind alle Fette gleich: Sie bestehen aus dem Grundgerüst Glyzerin, an das drei Fettsäuren gebunden sind. Ob ein Fett flüssig oder fest ist, hängt von diesen Fettsäuren ab: Je mehr gesättigte Fettsäuren es enthält, umso fester ist es, je mehr ungesättigte, umso flüssiger.

Fette, die wir mit der Nahrung aufnehmen, haben im Körper wichtige Funktionen zu erfüllen. Sie liefern Energie, und zwar reichlich, mit 9 Kilokalorien pro Gramm mehr als jeder andere Nährstoff. Sie sind außerdem Träger der fettlöslichen Vitamine: A, seiner Vorstufe Betakarotin, Vitamin E, D und K, aber auch fettlöslicher Bioaktivstoffe wie den wertvollen Karotinoiden.

Essenzielle *ungesättigte Fettsäuren* sind der Baustoff für unsere Zellwände und damit unentbehrlich für die sich ständig erneuernden Zellen. Ungesättigte Fettsäuren sind entscheidend für einen gesunden Stoffwechsel, für elastische Gefäße und eine uns optimal schützende Haut. Sie sind überwiegend in pflanzlichen Ölen, Nüssen, Samen und Avocados enthalten.

Der Fettbegleitstoff *Cholesterin* ist Baumaterial für die Zellmembran, Vitamin D, Gallensäuren und diverse Hormone. Lezithin ist überaus wichtig für Zellmembranen von Gehirn und Nerven. Außerdem polstert das Fett unsere Organe im Körper.

Gesättigte Fettsäuren dominieren in tierischen Fetten: in Speck, Talg, Butter, Butterschmalz, aber auch in festem Kokos- und Palmkernfett, in Fleisch, Wurst, Käse, Sahne und Eiern. Einzige Ausnahme sind die wertvollen ungesättigten Omega-3-Fettsäuren im Fisch. Ein Übermaß an gesättigten Fettsäuren kann zu Arteriosklerose führen. Der Grund: Sie erhöhen das negative LDL-Cholesterin im Blut, das zu Ablagerungen führen kann. Die Deutsche Gesellschaft für Ernährung (DGE) und die Weltgesundheitsorganisation (WHO) empfehlen daher nicht mehr als 10 Prozent der Energie durch gesättigte Fettsäuren zu decken, Risikopatienten mit Bluthochdruck sogar nur 7 Prozent.

Genießen Sie die Vielfalt der Gemüsesorten

Drei Portionen Gemüse am Tag sollten Sie essen – mindestens eine davon roh. Denn die oben schon erwähnte EPIC-Studie ergab auch: Ein hoher Gemüse- und Obstverzehr bremst die Gewichtszunahme mit steigendem Alter. Kein Wunder: Gemüse macht satt – auf kalorienarme Art und Weise.

Untersuchungen zeigen, dass Übergewichtige – und unter ihnen vor allem die Männer – besonders wenig Gemüse essen. Aber nicht nur sie: Insgesamt gesehen essen wir alle zu wenig Gemüse. Das mag am oft eigenwilligen Geschmack liegen. Und daran, dass die Zubereitung von Gemüse etwas aufwändiger ist: Es verdirbt schnell, man muss es waschen, putzen und zerkleinern, und meist braucht man ein Rezept – oder zumindest eine Idee.

Der berühmte Sternekoch Alain Passard stellte im Jahr 2000 sein hoch dekoriertes Restaurant auf ein rein vegetarisches Angebot um und begann, selbst Gemüse anzubauen. Er hat keinen seiner Sterne verloren und spricht von einem Machtwechsel in der Küche: »Vom Fleisch zum Gemüse – eine wahre Lebensfreude!«

Passard ist davon überzeugt, dass Farben eine große Rolle für das Gaumenerlebnis spielen. Und da hat Gemüse eindeutig die Nase vorn! Für ihn ist es eine wunderbare Inspirationsquelle.

simplify-Tipp
Essen Sie drei Portionen Gemüse am Tag. Betrachten Sie Gemüse nicht als Beilage, sondern als Mittelpunkt eines Gerichtes. Entdecken Sie sein Genusspotenzial!

Lernen Sie jeden Monat ein neues Gemüse kennen

Sie können mit einem Kohlkopf oder einer Möhre nichts anfangen? Dann gehen Sie auf Entdeckungsreise. Lernen Sie jeden

Monat eine Gemüsesorte der Saison besser kennen. Und probieren Sie auch verschiedene Zubereitungsarten aus.

Bleiben wir beim Beispiel der Möhre. Suchen Sie in Kochbüchern und im Internet nach Rezepten: für gedünstete, gekochte, gegrillte und rohe Möhren. Fragen Sie den Gemüseverkäufer auf dem Markt nach seiner Lieblingssorte und wie sie geputzt wird. Danach wissen Sie, worauf es ankommt. Wenn Sie jede Woche mindestens ein Möhrenrezept ausprobieren, wissen Sie außerdem, ob Sie Möhren mögen – und welche Zubereitungsart Ihnen am besten schmeckt.

simplify-Tipp
Lernen Sie jeden Monat ein Gemüse der Saison kennen.
Das erweitert Ihren Geschmackshorizont und verwöhnt
Sie mit neuen Erfahrungen.

Sie haben keinen Gemüseladen um die Ecke und am Samstag keine Lust auf überfüllte Wochenmärkte? Dann abonnieren Sie eine sogenannte grüne Kiste! Sie wird von Erzeugern aus dem Umland geliefert und mit der aktuellen Ernte gefüllt. Eine Überraschungskiste also. Bei etwas ausgefallenen Gemüsesorten werden Rezepte oft gleich mitgeliefert. Eine echte Herausforderung, die Zeit spart und für neue Erfahrungen sorgt.

Achten Sie auch im Restaurant oder in der Kantine ganz bewusst auf Gemüse der Saison und probieren Sie es. Legen Sie einen Ordner an, in dem Sie Ihre Lieblingsgemüserezepte sammeln. Nach zwei Jahren haben Sie unser einheimisches Gemüseangebot kennen gelernt. Wer auf den Geschmack gekommen ist, macht mit Spezialitäten und Exoten weiter.

simplify-Tipp
Abonnieren Sie eine »grüne Kiste«. Damit sparen Sie Zeit
und lernen gleichzeitig die unterschiedlichsten einheimischen
Gemüsesorten kennen.

Wechseln Sie zwischen Rohkost und Gegartem

Nicht jedes Gemüse schmeckt zu jeder Jahreszeit gleich. So sind zum Beispiel Rote Bete, Weiß- oder Rotkohl als Sommergemüse viel zarter als im Herbst oder im Winter. Als Rohkost sind sie darum in der Jahresmitte ein wunderbarer Genuss. Andere Sorten schmecken wiederum am besten im Winter. Probieren Sie aus, welches Gemüse Ihnen in welchem Monat am liebsten ist.

Der Wechsel zwischen Rohkost und Gegartem ist die beste Möglichkeit, die wertvollen Inhaltsstoffe des Gemüses in ihrer ganzen Fülle aufzunehmen. Denn Erhitzen zerstört manche Nährstoffe, besonders Vitamine, Ballaststoffe und manche Bioaktivstoffe bleiben im rohen Gemüse besser erhalten. Andere wie das Betakarotin werden für den Körper erst durch Garen besser verfügbar. Deshalb ist es sinnvoll, mindestens einmal am Tag Gemüse gegart und einmal roh zu essen.

simplify-Tipp
Knabbern Sie während des Kochens immer eine Portion von dem Gemüse, das Sie gerade zubereiten. Dann haben Sie mit einer Mahlzeit schon zwei Gemüseportionen gegessen – sowohl roh als auch gegart – und geschmacklich dazugelernt. Wenn Kinder mitessen: Knabberportionen zur Selbstbedienung vor dem Essen bereitstellen!

Verwenden Sie Gemüse frisch

Licht, Wärme und Sauerstoff setzen Gemüse zu und bauen wertvolle Vitamine und manche Bioaktivstoffe ab. Zum Glück kann man das meist mit bloßem Auge sehen: Eine Möhre wird gummiartig, Brokkoli gelb und Salat welk. Lagern Sie Gemüse deshalb an einem kühlen und dunklen Ort, und waschen Sie es erst kurz bevor Sie es zubereiten – und dann nur so viel, wie Sie benötigen.

Ein sicheres Signal für Frische sind bei Blattgemüse die frischen Schnittstellen am Strunk, bei Wurzelgemüse ist es das knackige Grün. Wenn Sie Radieschen, Bundmöhren, Kohlrabi oder Rote Bete mit Grün gekauft haben, entfernen Sie die Blätter und bewahren Sie sie getrennt im Kühlschrank auf. Denn die Blätter entziehen der Wurzel oder Knolle weiterhin Feuchtigkeit und Nährstoffe – die Pflanze lebt ja weiter. Deshalb wird das Radieschen oder die Möhre mit Blatt besonders schnell welk und matt.

simplify-Tipp
Bewahren Sie Gemüse kühl und dunkel auf. Waschen und putzen Sie es erst direkt vor der Zubereitung – und nur so viel Sie brauchen. Je mehr Angriffsfläche Licht und Luft haben, desto schneller schwindet der Nährwert!

Vitamine

Ohne Vitamine läuft nichts: Sie halten unseren Stoffwechsel am Laufen, dirigieren den Ab- und Umbau der Nährstoffe und damit die Energiegewinnung. Sie bieten Schutz vor den sogenannten freien Radikalen, stärken unsere Zellen und das Immunsystem. Vitamine sorgen für Konzentration und Denkvermögen. Sie regeln unseren Mineralhaushalt und sind am Aufbau von Blutkörperchen, Knochen und Zähnen beteiligt.

Trotz der teilweise sehr geringen Mengen, die wir benötigen – bei manchen sind es nur einige tausendstel, sogar nur millionstel Gramm –, müssen wir sie aufnehmen. Denn bis auf Vitamin D kann unser Körper keine Vitamine herstellen. Und die Speicherkapazitäten sind je nach Vitamin begrenzt: Bei Vitamin B 1 sind es maximal zwei Wochen.

Die 13 uns bekannten Vitamine werden in zwei Gruppen eingeteilt: in die fettlöslichen und in die wasserlöslichen. Zu den fettlöslichen gehören Vitamin A mit seiner Vorstufe Betakarotin sowie die Vitamine D, E und K; die wasserlöslichen sind die B-Vitamine und Vitamin C. Damit die fettlöslichen Vitamine wie zum Beispiel Karotin in Möhren von unserem Körper verwertet werden können, sollte immer etwas Öl zum Dünsten oder zu einer Rohkost dazugegeben werden. Bis auf Vitamin K können wir die fettlöslichen mehrere Monate bis Jahre im Körper speichern, die wasserlöslichen mit Ausnahme von Vitamin B12 und Folsäure nur einige Wochen.

Wer sich ausgewogen ernährt, ist bestens mit Vitaminen versorgt, denn Obst, Gemüse, Vollkorn- und Milchprodukte, mageres Fleisch und Fisch decken die Vitaminpalette ab. Vorausgesetzt, wir essen unsere Lebensmittel so natürlich wie möglich. »Denaturierte« Nahrungsmittel wie Weißbrot, Kuchen und Haushaltszucker enthalten kaum noch die Vitamine des Ausgangsprodukts.

Vitamine in Tablettenform sind nur dann sinnvoll, wenn trotz ausgewogener Ernährung immer noch ein Defizit besteht, wie zum Beispiel meist Folsäure während der Schwangerschaft gesondert zugeführt werden muss. Ansonsten sind Obst und Gemüse jeder Pille überlegen. Denn im Lebensmittel erhalten wir all die anderen Substanzen wie Mineralien, Ballaststoffe und vor allem die Bioaktivstoffe gleich mit. Zu ihnen gehören zahlreiche Antioxidantien, die unter anderem die Zellalterung verzögern können.

Studien ergaben, dass Menschen, die in ihrer Lebensmitte viel Vitamin C, E, A beziehungsweise Karotin in Form von Gemüse, Obst und hochwertigen Ölen aufgenommen haben, besser geschützt sind vor einem hohen Cholesterinspiegel und Bluthochdruck, vor Herzinfarkten und vermutlich auch vor Alzheimer. Bei einer reinen Vitaminzufuhr durch Präparate tritt dieser Effekt nicht auf.

Seien Sie geizig mit Gar- und Einweichwasser!

Mineralstoffe, ein weiterer wichtiger Schatz in Gemüse, sind relativ stabil auch unter dem Einfluss von Licht, Luft und Hitze. Aber wenn Gemüse in Wasser gekocht wird, dann begeben sich die Mineralstoffe auf Wanderschaft, bis ihre Konzentration in Gemüse und Wasser gleich ist.

Früher legte man geschälte Kartoffeln bis zum Kochen in Wasser ein, damit sie sich nicht braun verfärbten. Oder Endiviensalat wurde zum Entbittern mit Wasser überbrüht. Beides gehört in die Mottenkiste der Kochmethoden, denn so verliert das Gemüse seine Mineralstoffe! Auch das Blanchieren, das kurze Erhitzen in kochendem Wasser, sollten Sie aus diesem Grund tunlichst vermeiden.

Wenn Sie Hülsenfrüchte, also Linsen, Bohnen oder Erbsen vor dem Kochen einweichen, dann nehmen Sie bitte nur gerade so viel Wasser, wie unbedingt nötig ist. Und verwenden Sie es danach zum Garen. Dann bleiben die Mineralschätze im Essen!

simplify-Tipp

Gemüse laugt in Wasser aus. Deshalb nicht wässern oder blanchieren, sondern im eigenen Saft garen oder dämpfen. Wenn Gemüse eingeweicht werden muss, das Einweichwasser beim Kochen mitverwenden.

Mineralstoffe

Kalzium in den Knochen, Fluor in den Zähnen und Eisen als Kern der roten Blutkörperchen: Als Bausubstanz für unseren Körper sind uns viele Mineralstoffe bekannt. Darüber hinaus haben sie jedoch zahlreiche weitere lebensnotwendige Funktionen.

Ähnlich wie Vitamine sind sie Bestandteile von Enzymen und Hormonen, kontrollieren und stimulieren Stoffwechselvorgänge. Allein durch ihre Anwesenheit wirken sie in Blut, Gewebe und in den Zellen. Sie regulieren den Wasserhaushalt, ermöglichen Muskelkontraktion und Reizübertragung zwischen den Nerven. Sie sorgen für den

Druckausgleich zwischen den Körperflüssigkeiten, nehmen Sauerstoff Huckepack und befördern Abbauprodukte aus dem Körper. Selbst Vitamine könnten ohne Mineralstoffe nicht wirken.

Auch Spurenelemente sind Mineralstoffe. Ihre Unterscheidung hängt einzig von der Konzentration im Körper und von der benötigten Menge ab: Mineralstoffe wie Kalzium, Magnesium, Kalium, Natrium und Phosphor braucht der Körper in Grammmengen. Spurenelemente sind ebenfalls lebensnotwendig, werden aber nur in kleinsten Mengen (Milli- oder Mikrogramm), in Spuren also, benötigt. Zu ihnen zählen Eisen, Jod, Fluor, Zink, Selen und Kupfer.

Gemüse von oben und unten

Welche Pflanzenfamilie die gesündeste ist, lässt sich kaum sagen. Zwiebelige Sorten wie Knoblauch, Schalotten oder Schnittlauch enthalten besonders viele Sulfide, die vor allem antibakteriell, verdauungsfördernd und cholesterinsenkend wirken. Kohlsorten dagegen sind reich an Glucosinolaten, die unter anderem Krebs vorbeugen. Hülsenfrüchte mit ihren Saponinen regen die Widerstandskräfte an, beugen Krebs vor, senken den Cholesterin- und den Blutzuckerspiegel.

Jede Gemüsesorte enthält wahre Schätze – es gibt aber auch eine Kehrseite der Medaille. Nicht so gerne gesehen ist zum Beispiel Nitrat, das durch übermäßiges Erhitzen zu Nitrit und womöglich zu Nitrosaminen werden kann. Vor allem Rucola, Feldsalat und Spinat enthalten reichlich davon. Andere Gemüsesorten beherbergen Cadmium wie Wildpilze. Wieder andere sind häufiger mit Pestizidrückständen behaftet wie Paprika.

Das geringste Risiko gehen Sie ein, wenn Sie im Wechsel Gemüse, das unter und über der Erde reift, mal Fruchtgemüse, mal Blattgemüse, mal Wurzel- und mal Blütengemüse essen und so für Abwechslung sorgen: heute Gurken, morgen Rote Bete, übermorgen Kopfsalat, dann Radieschen.

Verwenden Sie so viel vom Gemüse wie möglich

Wer schon einmal in China auf einem »flying market« gegessen hat, der weiß: Dort wird wirklich alles verwendet – das gilt für Tiere wie auch für Gemüse: mit Stumpf und Stiel kommt es auf den Teller!

Wir sind da viel wählerischer. Das ist bedauerlich. Denn in den äußeren Hüllen – in Schale oder Blatt – stecken nämlich besonders viele Bioaktivstoffe. Sie schützen das Innere des Gemüses, und diese 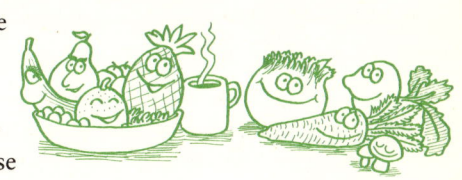 Wirkung haben manche der Substanzen auch im menschlichen Körper.

Wenn Schale und Außenblatt gerade im Winter zu derb, beschädigt oder unappetitlich wirken, dann schälen Sie das selbstverständlich ab oder entfernen es. Doch wo immer möglich, sollten Sie die Außenteile mit verwenden. Das gilt auch fürs Grün von Radieschen, Kohlrabi, Roter Bete oder Möhrchen – zumindest wenn es zart ist.

Wenn Sie es eilig haben: Nehmen Sie den Entsafter

Keine Zeit, das Gemüse zu raspeln oder zu schneiden? Eine Ihrer drei Gemüseportionen können Sie auch als Saft genießen. Sie dürfen Obst dazumischen, wenn Ihnen der Gemüsesaft allein zu herb ist.

Den gesamten Bedarf mit Saft zu decken ist aber nicht sinnvoll: Dann fehlen Ihnen die Ballaststoffe, die im Tresterbehälter landen!

Entsaften Sie nicht mehr als einen Portionsbedarf: Der Nährstoffverlust aus »rohem« Saft ist sonst zu hoch und der Saft beginnt womöglich zu gären.

Übrigens: Direktsaft aus dem Kühlregal verhält sich zu frisch gepresstem Saft wie Rohkost zu eingelegten Gemüsekonserven, denn er ist immer pasteurisiert, also erhitzt.

simplify-Tipp
Wer oft in Eile ist, kann mit einem Entsafter eine schnelle Rohkost erzeugen. Außerdem ist das eine tolle Resteverwertung für reifes Gemüse und Obst.

Was ist besser: gekühltes, tiefgekühltes oder konserviertes Gemüse?

Mein Traum ist ein Gemüsegarten! Denn Gemüse frisch aus dem Beet ist unschlagbar: Es enthält alle ebenso wertvollen wie empfindlichen Inhaltsstoffe und schmeckt am allerbesten! Nicht zufällig legen Sterneköche ihren eigenen Garten an! Der Wochenmarkt ist die nächstbeste Alternative, denn schon im Supermarkt kann Gemüse überlagert sein.

Wie aber steht es um die Frischpacks im Kühlregal? Von Vorteil ist die Lagerung bei niedriger Temperatur und unter Luftabschluss, nachteilig wirkt sich jedoch das Licht im Regal aus. Außerdem kann man den Inhalt nicht ganz so einfach beurteilen.

150

Für Kräuter und Blattsalate und -gemüse sind gekühlte Gemüsepackungen eine recht gute Lösung: Orientieren Sie sich am Haltbarkeitsdatum: je frischer, desto besser!

Um Gemüse tiefzufrieren, wird es blitzschnell erhitzt, auf diese Weise werden Enzyme deaktiviert, die den Abbau auch im Eis vorantreiben könnten. Bei Temperaturen unter 18 Grad minus, unter Luftabschluss und Dunkelheit werden Geschmack, Aussehen und die Inhaltsstoffe geschont. In vielen Studien war tiefgefrorenes Gemüse dem verhältnismäßig frischen aus dem Supermarkt überlegen. Bei Spinat und Erbsen lassen sich nach der Zubereitung kaum Unterschiede schmecken. Tiefkühlgemüse ist als Alternative zu wirklich frischer Ware durchweg empfehlenswert.

simplify-Tipp

Tiefkühlgemüse ist eine gute Alternative zu Frischkost. Vor allem Erbsen und Spinat sind empfehlenswert. Vorausgesetzt, das Gemüse ist nicht angereichert mit Gewürzen, Fett oder sogar Aromastoffen. Achten Sie auf 100 Prozent Gemüse!

Gemüse in der Dose wird länger erhitzt, damit es steril ist. Es schwimmt dabei im Sud und laugt dadurch aus. Empfehlenswert sind höchstens Tomatenkonserven, weil das wertvolle Lykopin, das Tomaten enthalten, so besser verfügbar ist und weil Tomaten ohnehin meist länger gekocht werden.

Akzeptabel sind auch Hülsenfrüchte wie Kichererbsen oder Bohnen aus der Dose – aber ohne weitere Zutaten.

simplify-Tipp

Tomaten und Hülsenfrüchte ohne weitere Zutaten aus der Dose sind okay. Dann aber möglichst den Sud mitverwenden.

Essen Sie Obst – roh und im Ganzen

Im Frühjahr 2009 behauptete die *Bild*-Zeitung, dass Obst dick machen würde. Das stimmt natürlich so nicht. Aber es ist durchaus etwas dran: Die Menge spielt nämlich eine Rolle. Denn im Gegensatz zu Gemüse enthält Obst reichlich Zucker – wenn auch in natürlicher Form und in sehr unterschiedlicher Konzentration.

Deshalb wird bei Diäten von Bananen, Weintrauben, Ananas und Datteln eher abgeraten. Die sind nämlich wirklich sehr süß und zuckerreich. Wer von diesen Sorten fünf Portionen am Tag isst und das Gemüse unter den Tisch fallen lässt, der kann tatsächlich davon zunehmen – vor allem, wenn abends »geobstelt« wird. Dann werden die schnellen Kohlenhydrate nämlich nicht mehr verbraucht, sondern wandern gleich in die Fettzellen. Obst ist ein Gaumenschmeichler und leicht zu essen. Da ist schnell ein Pfund weggenascht. Zwei Portionen Obst am Tag – eine zum Frühstück im Müsli und die zweite mittags als Nachtisch – reichen völlig aus.

Wie beim Gemüse gilt auch fürs Obst: am besten reif zur jeweiligen Saison – und mit Schale. Denn dort stecken auch beim Obst wahre Schätze: Bioaktivstoffe – selbst in der Schale von Zitrusfrüchten – beugen Krebs vor, wirken antibakteriell und gleichen den Cholesterinspiegel aus. Deshalb die Schale unbehandelter Orangen oder Zitronen reiben und zum Würzen aufbewahren. Beim Apfel sitzt mehr als die Hälfte des Vitamin C in der Schale! Auch die Ballaststoffe sind dort versammelt, und die sind, wie Sie bereits wissen, besonders wertvoll.

Die meisten Vitamine, Bioaktiv- und Ballaststoffe enthalten übrigens Beeren – allen voran die Blaubeeren.

simplify-Tipp
Zwei Portionen frisches Obst am Tag sind ideal –
am besten ganz natürlich und unbearbeitet.

Genießen Sie Kompott, Konfitüre und Trockenfrüchte in Minimengen

Kompott schwimmt in einer Zuckerlösung, Konfitüren werden mit Zucker haltbar gemacht. Trockenfrüchte sind entweder an sich sehr süß oder sie werden vor dem Dörren in Zuckersirup gedörrt. Dies ist bei Cranberrys und Kirschen der Fall. In allen Fällen hilft Ihnen ein Blick aufs Etikett – da ist nämlich angegeben, ob beziehungsweise wie viel Zucker zugefügt wurde.

Diese haltbar gemachten Fruchtspezialitäten zählen zu den Süßigkeiten. Mit ihnen können Sie keine Ihrer zwei Obstportionen pro Tag bestreiten.

Wenn Sie Marmelade lieben, dann verwenden Sie am besten die ganz normal gesüßte. Schließlich isst man Marmelade in Miniportionen. Es gibt zwar auch zuckerarme Konfitüren, doch die werden meist mit Konservierungsstoffen haltbar gemacht – keine wirklich gesunde Alternative.

Am wertvollsten sind selbst gemachtes Kompott (knapp gegart mit wenig Zucker), gedörrtes Obst ohne Zusätze wie Apfelchips und roh gerührte Fruchtaufstriche. Wer Gewichtsprobleme hat, sollte sich wirklich nur Genussportionen gönnen. Und nicht etwa Datteln oder Trockenkirschen naschen.

simplify-Tipp
Streichen Sie die Konfitüre aufs Brot, die Sie am liebsten mögen: Wichtig ist, dass es sich um Vollkornbrot handelt.

Vorsicht mit Smoothies

Die Lebensmittelindustrie kommt unserer Bequemlichkeit allzu gerne entgegen. Wem es zu viel ist, Obst zu waschen oder zu kauen, für den gibt es den fruchtigen Drink aus der Flasche: Smoothies. Dahinter versteckt sich ein süßer Mix aus unterschiedlichen Obstsorten und Fruchtmark. Der Nachteil: Smoothies sind in der Regel erhitzt und bestehen aus einer Kombination von süßen Obstsorten – sie sind also reich an Zucker. Das kann sich zum Dickmacher auswachsen, wenn man täglich eine Ration trinkt.

Genießen Sie Brot bewusst und in Maßen

Höchstens vier Portionen Getreide und Kartoffeln am Tag sollten wir essen. Wer also morgens zum Müsli greift und mittags zu Nudeln, der hat noch Luft für zwei Portionen Brot oder Brötchen. Wer Müsli nicht mag, nimmt eine Portion Brot mehr. Aber wie groß ist eine Portion? Eine zeigefingerdicke Scheibe in Größe unserer Handfläche – das reicht völlig. Bei Knäckebrot darf's natürlich etwas mehr sein.

Die meisten Übergewichtigen, die ich als »Diät-Nanny« betreute, aßen ständig Brot. Gerade Singles, die nicht kochten, machen sich rund um die Uhr Stullen. Oder sie entscheiden sich für Pizza, Döner, ein überbackenes Baguette – alles Brotgerichte.

Brot ist so etwas wie traditionelles Fast Food. Und egal, ob es aus Vollkorn oder weißem Mehl besteht: Ein Zuviel macht übergewichtig.

Brot ist nicht gleich Brot. Wird es aus weißem Mehl gebacken, hat es ähnliche Nachteile wie Zucker: Es erhöht den Blutzuckerspiegel schnell, sättigt nur kurz und enthält wenig wertvolle Nährstoffe. Denn das Beste am Getreidekorn ist in den dunklen Außenschichten enthalten: unlösliche Ballaststoffe, die nicht nur für eine gesunde Verdauung und Darmflora sorgen, sondern auch den Blutfettspiegel deutlich verbessern.

Von den 30 Gramm Ballaststoffe, die wir täglich brauchen, essen Männer nur 25 Gramm, Frauen sogar lediglich 23 Gramm. Mit nichts lässt sich dieses Manko besser ausgleichen als mit Vollkornbrot.

Roggen ist der Ballaststoffkönig mit einem Drittel mehr Ballaststoffen als Weizen. Er hat außerdem eine Tradition als rheinisches Vollkornbrot, das tatsächlich nur aus Roggen, Wasser und Salz besteht! Roggen bindet im Brot mehr Wasser als Weizen und bleibt deshalb länger saftig. Und weil Roggenbrot etwas Säure enthält, ist es auch länger haltbar.

Doch nur, wo Vollkorn draufsteht, ist Vollkorn drin. Die dunkle Farbe kann nämlich auch mit Malzextrakt oder Zuckercouleur – das ist Karamell – erzeugt werden. Sind Körner und Kerne sichtbar, können das auch polierte Getreidekörner ohne die wertvolle Außenhaut sein. Das ist nicht viel besser als Weißbrot!

Saaten und Kerne wie Sonnenblumen- oder Kürbiskerne, Sesam- oder Leinsamen sind zwar gesund, aber kalorienreicher als Getreide und ersetzen kein Vollkorn. Fragen Sie also genau nach, lesen Sie bei verpacktem Brot die Zutatenliste. Echte Vollkornbrötchen gibt es übrigens fast nur in Bioläden.

Ob Sie Weizen- oder Dinkelbrot wählen, spielt keine Rolle – beide Getreidearten sind sich ähnlich, Dinkel ist sozusagen der Urweizen und etwas robuster. Wenn Sie helles Brot kaufen, dann am besten aus

Mehl des Typs 1050. Es ist eigentlich das Weißmehl unserer Urgroßmütter, als man das Mehl noch nicht so stark aussieben konnte wie
heute. Dieses etwas dunklere Weizenbrot hat immer noch zwei- bis
dreimal so viel wertvolle Nährstoffe wie herkömmliches Weißbrot.

simplify-Tipp
Essen Sie möglichst Vollkornbrot. Lassen Sie Brot mit mehr als
fünf Zutaten links liegen.

Kaufen Sie nicht täglich Brot

Das Problem kennt jeder: Frisches Brot schmeckt so unglaublich
gut, dass man schnell mal die doppelte Menge isst. Jede Backstation arbeitet mit dieser Verlockung! Erst am nächsten Tag zeigt
sich die wahre Qualität von Brot. Aufgeplustertes Schnellbackbrot
schmeckt dann wie Pappe. Kaufen Sie also nicht jeden Tag frisch
Gebackenes. Verzichten Sie vor allem auf Brötchen und Brezeln.
Die sind nämlich fast nur mit Weißmehl hergestellt.

Wer Gewichtsprobleme hat, sollte nicht mehr als zwei bis drei
Scheiben Brot am Tag essen. Singles oder Kleinhaushalte kaufen
am besten gutes Vollkornbrot, packen die Tagesrationen ab und
frieren sie ein. Legen Sie jeweils am Vorabend eine Tagesration
zum Auftauen heraus.

simplify-Tipp
Frieren Sie Ihre Brotportion ein – zwei bis drei Scheiben reichen
vollkommen. Dann kommen Sie nicht in Versuchung, mehr zu essen.
Verzichten Sie möglichst auf Brötchen und Brezeln.

Machen Sie einen Bogen um fertig belegte Sandwiches oder Brötchen

Überall erhalten Sie dreieckige Sandwiches aus schneeweißem
Brot mit Mayonnaise, Industriekäse oder -aufschnitt und ein paar

welken Salatblättern. Nicht viel besser sind die großen belegten Baguettebrötchen oder Bagels in der Auslage von Bäckereien und Snackbars. Diese Brote sind labberig, mit zu viel Fett versehen, machen nicht lange satt und sind teuer.

Das können Sie sich sparen. Belegen Sie sich lieber selbst eine Scheibe leckeres Vollkornbrot mit appetitlichen Zutaten und legen Sie noch etwas rohes Gemüse dazu. Das spart Geld, macht satt und hält schlank.

simplify-Tipp
Machen Sie sich für unterwegs eine Lunchbox mit lecker belegtem Brot und frischem Gemüse. Das ist gesünder, schmackhafter und billiger als fertige Sandwiches.

Backen und kochen Sie mit Mehl der Type 1050

Wie viel vom Vollkorn im Mehl enthalten ist, können Sie an der Typenbezeichnung erkennen. Das gängigste Weizenmehl ist die Type 405, Bäcker nehmen 550, Mehl der Type 1050 ist leicht grau und wird gerne für Pizza verwendet, Vollkorn hat die Type 1700.

Was bedeutet das? Wenn man 100 Kilo Mehl in einer geschlossenen »Kalorimeterbombe« völlig zu Asche verbrennt, bleiben im Wesentlichen die Mineralstoffe zurück. In Gramm gemessen bezeichnen sie die Type. Mehl der Type 1050 hat also mehr als doppelt so viel Mineralstoffe wie das der Type 405.

Weil es auch die doppelte Menge an Ballaststoffen hat, sich aber geschmacklich kaum von Weißmehl unterscheidet, sollten Sie am besten Weizenmehl der Type 1050 zu Hause haben. Sie können es für alles verwenden. Allerdings braucht dunkles Mehl mehr Flüssigkeit: Wird statt hellem Weizenmehl (Typ 405) Vollkornmehl (Typ 1700) verwendet, steigt die Menge um 25 Prozent, bei Typ 1050 um 15 Prozent und bei einer Eins-zu-eins-Mischung aus Typ

1050 und Weizenvollkornmehl um 15 bis 20 Prozent. Das sollten Sie beim Backen im Blick behalten.

Außerdem gilt: Je dunkler das Mehl, desto nussiger schmeckt es. Allerdings wird Vollkornmehl schneller ranzig: Legen Sie darum keine Vorräte an.

simplify-Tipp

Benutzen Sie statt weißem Mehl lieber Weizenmehl der Type 1050: Wegen der doppelten Menge Ballaststoffe macht es länger satt.

Ballaststoffe

Ballaststoffe gehören zu den Kohlenhydraten, genauer gesagt zu den Polysacchariden (Mehrfachzuckern). Wie Ballaststoffe im Körper wirken, bestimmt deren Löslichkeit.

Unlösliche Ballaststoffe (Cellulose, Hemicellulose) gelangen in den Dickdarm, wo sie zum Teil von Bakterien fermentiert werden. Zum Teil verlassen sie den Körper aber auch unverdaut. Sie binden im Dickdarm Wasser, wodurch der Speisebrei quillt und weicher wird. Die Darmbewegung wird hierdurch gefördert und die Transitzeit des Stuhls verkürzt. Folglich sorgen sie für eine gesunde Darmtätigkeit und können einer Verstopfung entgegenwirken. Auch bei Hämorrhoiden und Divertikulose haben diese Ballaststoffe einen positiven Effekt.

Lösliche Ballaststoffe (Inulin, Pektin, Oligofruktose) bilden einen zähflüssigen Schleim, der sowohl die Magenentleerung als auch die Aufnahme von Zuckern verlangsamen kann. Zudem kann der Schleim Fette binden und dadurch den Fettstoffwechsel positiv beeinflussen. Darmbakterien wandeln die für Menschen unverdaulichen Ballaststoffe in kurzkettige Fettsäuren um. Diese dienen als Nahrungsgrundlage für Darmbakterien.

Ballaststoffe sind unentbehrlich für unseren Körper. Die bereits erwähnte EPIC-Studie des Deutschen Instituts für Ernährungsforschung

Potsdam-Rehbrücke zeigt, dass Ballaststoffe aus Vollkornprodukten das Risiko für die Entstehung von Diabetes Typ 2 senken können. Ballaststoffe aus Gemüse und Obst hatten diesen Einfluss dagegen nicht. Die internationale Krebsforschungsorganisation (WCRF) kommt aufgrund einer Auswertung von 7000 Studien zu dem Schluss, dass Ballaststoffe das Risiko von Dickdarmkrebs wahrscheinlich mindern können.

Die meisten Ballaststoffe sind in den Randschichten beziehungsweise in der Schale von Pflanzen enthalten. Deshalb gilt: Obst und Gemüse mit Schale bevorzugen und bei Getreide und Getreideprodukten die Vollkornvarianten wählen! Auch Kartoffeln und Hülsenfrüchte sind ideale Ballaststoffquellen.

Ballaststoffreiche Lebensmittel haben aber noch viel mehr zu bieten: Sie enthalten häufig reichlich Vitamine, Mineralstoffe und sekundäre Pflanzenstoffe. Ihr geringer Fettgehalt wirkt sich positiv auf das Kalorienkonto aus. Da sie lange satt machen, wird außerdem die Energiezufuhr gesenkt. So können Sie Ihr Normalgewicht leichter halten.

Ballaststoffe können nur richtig aufquellen und ihre Wirkungen entfalten, wenn Sie gleichzeitig ausreichend Flüssigkeit zu sich nehmen.

Essen Sie Kartoffeln so einfach wie möglich

Im 17. Jahrhundert beendeten Kartoffeln die Hungersnöte in Europa, weil sie einen viel höheren Ernteertrag als Getreide lieferten und außerdem satt machten. Heute brandmarken die Vertreter der Low-carb-Diät – Atkins, Montignac oder Strunz – Erdäpfel als Dickmacher. Hinsichtlich des Kaloriengehalts liegen Kartoffeln zwischen Gemüse und Getreide. Die Franzosen behandeln sie zum Beispiel eher als Gemüse – und die Schwaben servieren sie tatsächlich als Salat zu Maultaschen. Jeder hat so seinen eigenen Blickwinkel auf Kartoffeln.

Neben Kohlenhydraten enthalten Kartoffeln reichlich Eiweiß

und Vitamin C – das macht sie zu einem guten Grundnahrungs-mittel. Wenn wir sie nicht für Fast Food missbrauchen würden: Pommes, Püree und Chips heißen heute unsere liebsten Kartoffel-sorten! Wir essen viel weniger Kartoffeln als unsere Eltern: Der durchschnittliche Verbrauch ist von 165 Kilo im Jahr 1950 auf 65 Kilo im Jahr 2005 gesunken. Gestiegen ist dagegen der An-teil an vorverarbeiteten Kartoffeln (Püree, Pommes frites, Klöße): von 3 Kilo im Jahr 1960 auf 37 Kilo im Jahr 2005. Mit anderen Worten: Es werden heute mehr Kartoffelprodukte gegessen als einfache Kartoffeln! Und Chips sind dabei noch gar nicht einge-rechnet!

Wie schade! Denn Kartoffeln sind lecker und gesund. Und höchst pflegeleicht: Sie sind zum einen lange haltbar – vor allem, wenn sie kühl und dunkel gelagert werden. Und sie sind zum an-deren mit einer, höchstens zwei Zutaten wunderbar zuzubereiten. Lediglich Salz ist stets notwendig.

In der Schale gekocht bilden sie mit Butter oder Öl eine voll-wertige Mahlzeit. In der Pfanne zubereitet ebenso. Als Püree brau-chen Sie lediglich etwas Milch dazu. Und neben Salz einen Hauch Muskatnuss.

Gesund sind diese Erdäpfel allemal: Hätten Sie gedacht, dass Kartoffel mit Ei – zum Beispiel als Bauernfrühstück – ein hoch-wertigeres Eiweiß ergibt als ein dickes Steak? Außerdem wirken Kartoffeln gegen Übersäuerung. Sie sind ein wunderbares Magen-pflaster: genau das Richtige nach einem Stresstag mit Kantinen-essen!

simplify-Tipp

Eine Handvoll Kartoffeln ist eine Portion. Und zwar nicht als fette, fertige Pommes, sondern roh – bevor Sie sie gekocht oder gebraten haben. Verzichten Sie auf Instantprodukte, sie enthalten eine Menge überflüssiger Zusatzstoffe und sind quasi vorverdaut.

Wie wichtig ist die Sorte?

Es gibt heute zahlreiche Kartoffelsorten: La Ratte ist eine französische Variante – wundervoll aromatisch und speckig. Bamberger Hörnle sind die deutsche Antwort darauf. Schwarze Trüffelkartoffeln sind innen violett. Und für die Sorte Linda setzte sich sogar eine Bürgerinitiative ein.

In unserem Alltag spielen weniger exklusive Sorten eine Rolle. Der Handel kategorisiert sie im Allgemeinen folgendermaßen: Frühkartoffeln, Salatkartoffeln, vorwiegend festkochende und mehlig kochende Kartoffeln. Je nachdem, was Sie kochen wollen, sollten Sie auf diese Attribute achten. Wenn Sie Gnocchi oder Knödel selber machen möchten, brauchen Sie mehlig kochende Sorten, sonst fabrizieren Sie Mehlnockerl. Und wer einen Salat mit klaren Kartoffelscheiben liebt, muss die Salatsorte nehmen – sonst gibt es Matsch.

Wenn Sie einfach Kartoffeln essen wollen, dann probieren Sie, was gerade angeboten wird. Ich bevorzuge Kartoffeln aus dem Bioladen oder vom Biobauern – man schmeckt den Unterschied, und der Luxus ist erschwinglich.

simplify-Tipp
Kaufen Sie Kartoffeln der Saison und probieren Sie, welche Ihnen schmecken – am besten pur als Pellkartoffeln mit Salz und Butter.

Die Kartoffelschale – ein Streitpunkt

Wenn eine Kartoffel durch den Einfluss von Tageslicht grüne Stellen bekommen hat, müssen diese entfernt werden. Denn in ihnen findet sich Solanin, ein Stoffwechselgift, das zu Übelkeit führen kann. Doch ob man frische Kartoffeln lieber mit oder ohne Schale kocht und isst – darüber streiten sich die Gemüter.

Tatsächlich belegt das Max-Rubner-Institut, Bundesforschungsinstitut für Ernährung und Lebensmittel in Detmold, dass in der

Schale von Kartoffeln immer ein gewisser Anteil von Alkaloiden wie das Solanin enthalten ist. Damit schützt sich die Knolle vor Schädlingen. Alkaloide werden durch Hitze nicht vernichtet sie sind also auch im Kochwasser enthalten, allerdings in sehr niedriger Konzentration.

Wer täglich Kartoffeln isst, sollte also lieber schälen. Alle anderen können nach Gusto entscheiden: Winterkartoffeln haben meist eine eher harte Schale, da bietet sich das Pellen oder Schälen an. Doch sommerlich-zarte Ofenkartoffeln mit Schale sind ein Gedicht. Kartoffelchips mit Schale hingegen sind vollkommen überflüssig.

simplify-Tipp
Entfernen Sie immer grüne Stellen, Keime und derbe Schalen von Kartoffeln. Bei zarter Sommerware können Sie die Schale nach Geschmack mitessen – aber höchstens zweimal pro Woche!

Getreide als Beilage – möglichst aus Vollkorn

Wissen Sie, was eine »Sättigungsbeilage« ist? Im Kantinendeutsch ist damit der kohlenhydratreiche Teil eines Gerichts gemeint. Und das sind neben Kartoffeln Getreideprodukte, die viel Stärke liefern, meist preiswert sind und – zumindest für eine Weile – den Magen füllen, zum Beispiel Nudeln, Reis, Graupen oder Gries.

Wie Brot und Kartoffeln zählen sie zu den vier Portionen stärkehaltiger Nahrungsmittel am Tag. Eine Portion ist aber kein Pastateller im XXL-Format, sondern ungekocht gewogen etwa 60 bis 80 Gramm als Beilage oder 80 bis 100 Gramm als Hauptgericht. Der niedrigere Wert gilt für Frauen, der höhere für Männer. Das Handmaß – also die oben erläuterte Regel »eine Handvoll entspricht einer Portion« – gilt für gekochte

Beilagen, ist aber bei frisch zubereiteten Spaghetti oder heißem Reis nicht so ganz einfach nachzumessen.

Wenn diese Beilagen allerdings aus weißem Mehl oder geschältem Reis bestehen, dann machen sie meist erst satt, wenn man mehr als eine Portion verdrückt hat. Und wenn sie nicht mit reichlich Gemüse und einer eiweißreichen Beilage kombiniert werden, sondern nur mit Ketchup, dann wandern diese leeren Kohlenhydrate geradewegs in die Fettzellen, ohne Sie zu sättigen.

simplify-Tipp
Eine Sättigungsbeilage ist eine Beilage,
darum sollte sie nicht zu umfangreich sein!

Essen Sie Nudeln mit Biss

Nudeln haben im heutigen Speisezettel Kartoffeln teilweise ersetzt. Kein Wunder: Sie sind schnell und einfach zuzubereiten, lassen sich gut lagern, machen satt und sind preiswert. Traditionell wurden in Deutschland Nudeln, also auch Spätzle, mit Ei hergestellt. Das lag an der Qualität des Weizens, der weicher ist. Der Hartweizengrieß in Italien dagegen erlaubt die Herstellung ohne Ei.

Was Sie bevorzugen, ist Geschmackssache – Hauptsache, Sie nehmen Vollkornnudeln. Ob aus Weizen oder Dinkel oder einem anderen Getreide spielt keine Rolle – im Gegensatz zur Art der Zubereitung: Haben Nudeln noch Biss, dann machen sie länger satt, weil sie nicht so schnell verdaut werden, also den Blutzuckerspiegel nicht so steil ansteigen lassen.

Ganz anders die modischen Instantnudeln im Block aus Asien: Sie sind quasi »vorverdaut« und pushen den Blutzucker gewaltig. Außerdem werden sie oft im Mix mit Würzmischungen angeboten, die vor Geschmacksverstärkern und Aromen nur so strotzen. Sie machen weder satt noch leisten sie einen Beitrag an lebensnotwendigen Nährstoffen. Lassen Sie lieber die Finger davon.

Eine Mahlzeit, die nur als Pasta besteht, ist einseitig und auch langweilig. Ihre Unschuld verliert die Nudel meist mit der Sauce – schwere Sahne- und Käsesaucen machen aus jedem Nudelgericht eine Kalorienbombe! Dabei gibt es nichts Einfacheres, als etwas Fleisch oder Fisch mit klein geschnittenem Gemüse im Wok kurz anzubraten und die Nudeln dazuzugeben.

simplify-Tipp
Aus welchem Getreide Ihre Nudeln sind, ist egal, Hauptsache, es handelt sich um Vollkornprodukte.

Reis am besten nicht weiß

Egal ob Milchreis, Basmati oder Langkorn: Wenn das Reiskorn schneeweiß poliert ist, dann landen am Ende nur Kohlenhydrate auf dem Teller – nicht schädlich, aber für eine gesunde Ernährung nicht nützlich. Denn das Beste schlummert wie bei anderen Getreidekörnern im Keimling und im sogenannten Silberhäutchen (ein den Reis umgebender »Mantel«).

Greifen Sie darum lieber zum Vollkornreis: Der ist sehr sättigend und enthält wichtige Nährstoffe. Allerdings benötigt er eine lange Garzeit – bis zu einer Stunde – und ist ganz schön hart zu kauen. Nicht jedermanns Sache, aber sehr sättigend! Das Parboiled-Verfahren versucht beide Nachteile – Gar- und Kaudauer – auszugleichen: Dank einer Behandlung mit Heißluft werden die Nährstoffe ins Innere der Körner gepresst und bleiben so erhalten. Gleichzeit wird der Reis vorgegart. Wenn er danach zusätzlich poliert wird, sinkt lediglich der Ballaststoffanteil, nicht der Anteil an Vitaminen und Mineralstoffen. Die unpolierte Variante enthält weiterhin einen Teil der Ballaststoffe, gart aber schneller und hat einen sanfteren Biss.

simplify-Tipp
Vollkornreis ist am besten – doch auch die Parboiled-Varianten sind akzeptabel. Weißen Reis sollten Sie weitgehend meiden.

Entdecken Sie die Getreidespezialitäten der traditionellen Küchen

Es gibt Getreideklassiker, die erst in den letzten Jahren wiederentdeckt wurden: Graupen aus Gerste, Polenta aus Mais, Bulgur und Couscous aus Weizen oder Buchweizen, Hafer, Hirse und Grünkern sind tolle, teilweise regionale Alternativen zu Pasta oder Reis. Vor allem, wenn sie aus dem vollen Korn hergestellt werden. Mehr und mehr werden sie auch mit dem Parboiled-Verfahren zu Blitzgerichten. Dadurch entstehen auch neue Produkte, die es als Getreidegrützen gibt – oder auch als ganzes Korn, zum Beispiel Ebli aus Weizenkörnern.

Sensationell einfach ist Getreide mit Gemüsemix: Eine Handvoll Gemüse klein hacken, andünsten, Getreide dazugeben und etwas Wasser dazugießen. Wenn die Körner weich sind, ist auch jedes Gemüse gar. Zartes Blattgemüse, Tomaten oder Kräuter am besten erst am Ende untermischen. Mit einem Klecks Sauerrahm, einigen Käsehobeln, einem Löffel Pesto oder einem Ei ergibt das eine volle Mahlzeit. Auch frischer Fisch lässt sich auf dem Getreidetopf mitgaren – das ist dann ein wirklich schlanker Sattmacher.

simplify-Tipp
Pures Getreide ist eine gute Alternative zu Pasta oder Reis.
Lassen Sie vorgewürzte, angereicherte Produkte im Regal –
würzen können Sie selbst besser und billiger!

Mischen Sie Ihr Müsli selbst

Die dritte Säule der Getreideportion sind die Frühstücksflocken, in der Werbung oft auch Cerealien genannt – nach der Göttin Ceres des Ackerbaus. Davon sind die meisten Vertreter der Gattung aber weit entfernt! Was da als Pops, Flakes, Crispies oder Loops in großen bunten Schachteln gerade Kinder ansprechen soll, ist ein enorm stark bearbeiteter Mix von Getreide – in der Regel kein Vollkorn. Mit gesunder Ernährung hat das wenig zu tun. Die Stiftung Warentest nahm 2008 Cerealien unter die Lupe und stellte Zuckeranteile von 25 bis 35 Prozent, ja sogar 50 Prozent fest und erklärte: »Cerealien dieser Art gehören ins Süßigkeitenregal und nicht in die Müsli-Ecke.« Mit einer Portion deckt man bereits etwa die Hälfte der tragbaren Zuckermenge von 10 Prozent der Kalorien am Tag!

Allerdings setzen sich die Süßungsmittel meist aus vielen verschiedenen Zuckerarten zusammen. Mit diesem Trick rutscht der

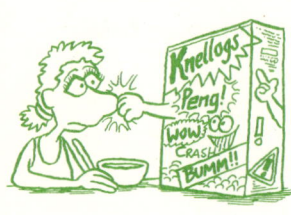

Zucker in der Zutatenliste nach hinten – dabei müsste er bei manchen Produkten die erste Stelle einnehmen! Die süßen, von allen Ballaststoffen befreiten Cerealien passieren wie ein Blitz Mund und Verdauungstrakt. Das bedeutet: Spätestens nach zwei Stunden sind Sie wieder hungrig, und ein Teil der Zuckerpower ist direkt in Ihre Fettzellen gewandert.

Auch Knuspermüslis machen da keine Ausnahme, denn sie sind immer reich an Zucker – der macht sie nämlich knusprig, weil er karamellisiert wird. Selbst Früchtemüsli ohne Zucker ist mit Vorsicht zu genießen, wenn man Gewichtsprobleme hat. Wenn zwischen 20 und 50 Prozent Trockenfrüchte im Müsli stecken, dann ist darin auch eine Menge Zucker enthalten: Rosinen bestehen zu etwa 70 Prozent aus Zucker, Bananenchips werden zusätzlich in Zuckersirup getaucht, und auch Cranberrys oder Kirschen dürfen sich vor dem Trocknen mit Zucker vollsaugen.

simplify-Tipp

Geben Sie ungeschälte Apfelviertel und ein paar Nüsse in einen kleinen Blitzhacker – in einer Minute ist alles nach Geschmack geraspelt. Dazu etwas Joghurt oder Milch, eine Portion Haferflocken – das sind drei bis vier Esslöffel, und ein supergesundes Müsli ist fertig. Wem es nicht süß genug ist, der kann eine Dattel mit zerhacken. Das macht satt bis zum Mittag!

Wunderbare Haferflocken

Haferflocken haben von allen einheimischen Getreidearten den höchsten Gehalt an Fetten (7 Prozent), vorwiegend mehrfach ungesättigte Fettsäuren, und viel Eiweiß (15 Prozent). Hafer ist reich an Eisen, Zink und Magnesium, Vitamin E und B1. Außerdem soll er noch rätselhafte sogenannte Weckamine enthalten, die aktivierend und stimulierend wirken und die Stimmung aufhellen – aber das gehört wohl eher ins Reich der Mythen und Sagen.

Ob Sie zartere oder kernige Haferflocken bevorzugen, ist egal – beide Sorten werden zwar erhitzt, enthalten aber das volle Korn. Nur Instantflocken lieber beiseite lassen – die sind sehr stark bearbeitet. Wer es ganz roh mag, kann sich die Flocken aus Haferkörnern zu Hause selbst herstellen. Entsprechende »Flocker« gibt's im Fachgeschäft.

Haferflocken sind nicht nur etwas fürs Müsli, sondern lassen sich vielseitig verwenden: Mit Wasser oder Milch und einer Prise Salz zu Haferschleim (Porridge) gekocht, kurieren sie den kranken Magen. Sie festigen Hackfleischteig, wenn er noch zu weich ist. Sie binden Suppen und Saucen. Sie verhindern – auf den Tortenboden aufgestreut – das Durchweichen von Obstkuchen. Sie eignen sich zur Herstellung von Puffern, Klößchen und Pfannkuchen. Mit Haferflocken kochten bereits unsere Urgroßmütter. Sie sind ein Beispiel für wunderbar einfache Lebensmittel, die guttun und schmecken.

simplify-Tipp

Haferflocken gehören in jede Küche. Sie sind eine sehr ursprüngliche Möglichkeit, eine Getreideportion am Tag ohne viel Begleitstoffe zu essen.

Genießen Sie natürliche pflanzliche Fette

Mensch und Tier, aber auch Pflanzen brauchen für ihren Stoffwechsel Fett. Das Pflanzenfett findet sich vor allem in den Bestandteilen, die die Bausteine für eine neue Pflanze in sich tragen: Nüsse, Samen, Kerne, Getreidekeime. Meist sind diese Rohstoffe reich an ungesättigten Fettsäuren. Das gilt auch für die Öle, die daraus gepresst werden. Ausnahmen sind Kokos- und Palmkernfett sowie Kakaobutter. Sie enthalten reichlich gesättigte Fettsäuren und sind bei Raumtemperatur fest (s. Seite 141).

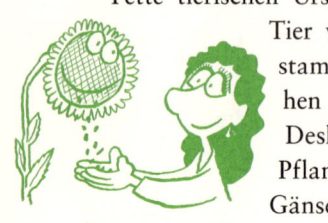

Fette tierischen Ursprungs sind entweder Speicherfette vom Tier wie Schmalz, Talg oder Speck. Oder sie stammen wie Butter aus Milch. Sie alle bestehen hauptsächlich aus gesättigten Fettsäuren. Deshalb sind tierische Fette im Vergleich zu Pflanzenfetten auch eher fest. Rindertalg mehr, Gänseschmalz weniger. Sie können das mit bloßem Auge erkennen.

Aber auch hier gibt es Ausnahmen: die Fischöle. In kalten Gewässern sind Fische darauf angewiesen, dass ihre Fettpolster geschmeidig bleiben – fettreiche Fischsorten wie Hering, Makrele oder Lachs punkten deshalb durch ihren hohen Gehalt an gesunden Omega-3-Fettsäuren.

Lange wurden Fette als Dickmacher gebrandmarkt. Sie liefern mit rund 9 Kalorien pro Gramm doppelt so viel Energie wie die beiden anderen Ernährungsbausteine Kohlenhydrate und Eiweiß. Das löste die »Low-fat-Welle« aus. Seither sank der Fettverzehr in Deutschland von etwa 40 Prozent auf 36 Prozent der täglichen Kalorienzufuhr. Das Übergewicht stieg aber weiter. Denn viele Verbraucher ersetzten Fette teilweise durch Kohlenhydrate – und Alkohol!

Die einfache Vorstellung, dass Fett vom Teller direkt auf den Hüften landet, geht an der Wirklichkeit vorbei. Studien zeigten sogar, dass eine zusätzliche Portion fettreicher Nüsse das Gewicht nicht steigen lässt!

Fett an sich macht also nicht fett. Aber was zu viel ist, ist zu viel und setzt schließlich an.

Genießen Sie die Vielfalt der Nüsse und Kerne

Das Angebot an Samen und Nüssen ist heute riesengroß. Sie werden vor allem in der Brot- und Brötchenbäckerei und als Garnitur auf Salaten eingesetzt. Und das ist gut so. Denn sie sind ein pflanzlicher Ersatz für Fleisch und Fisch, weil sie viel Eiweiß und Fett enthalten, außerdem eine Menge Mineralstoffe wie Eisen, Selen und Magnesium – aber auch Vitamine und viele Ballaststoffe. Schließlich trägt so eine Nuss die Kraft für eine ganze Pflanze in sich! Das äußert sich auch in einem hohen Kaloriengehalt: bis zu 650 Kalorien pro 100 Gramm. So viel wie Schokolade! Aber das ist auch die einzige Gemeinsamkeit.

Dank ihrer vielen wertvollen Nährstoffe reicht schon eine kleine Portion, um satt zu werden. Deshalb gebe ich morgens Walnüsse ins Müsli: Damit bin ich satt bis mittags. Auf Reisen habe ich neben Obst immer eine Dose mit Mandeln dabei. Wenn es nichts Gutes zu essen gibt, machen Mandeln auf eine wohltuende Art und Weise satt.

Das gilt auch für Hunger bei geistiger Arbeit. Denn der Blutzuckerspiegel sinkt nach dem Verzehr von Nüssen und Kernen nicht ab, und der Magen ist nicht durch zu viel Fülle belastet. Außerdem enthalten die meisten Nüsse und Kerne Lezithin – das tut Adern und Hirn gleichermaßen gut.

In den vegetarischen Küchen der Welt spielen die gehaltvollen Kerne eine große

Rolle. Und in unserer frühen Geschichte als Jäger und Sammler waren sie ein wertvoller Bestandteil unseres Essens.

Finger weg von gewürzten Nusssnacks

Klassiker für Couch-Potatoes sind gesalzene Erdnüsse. Mittlerweile haben sie eine Menge Geschwister bekommen: Erdnüsse in Wasabi oder mit Chilikruste, mit Räucheraroma oder Currygeschmack. Erdnüsse gehören eigentlich zu den Hülsenfrüchten, deshalb haben sie weniger Fett, aber mehr Kohlenhydrate. Und wenn dann noch Stärke für die Kruste dazukommt, ist der Dickmacher perfekt. Salz hat zwei große Nachteile: Es macht durstig – und der Durst wird meist nicht nur mit Wasser gelöscht – und es weckt den Appetit auf mehr. Ohnehin essen wir zu viel Salz – und das bindet zusätzlich Wasser in unserem Gewebe. Wenn dann noch Aromen und Geschmacksverstärker dazukommen, ist aus einem wunderbaren Geschenk der Natur Junkfood geworden.

Knacken ja, schälen nein!

Es lohnt sich aus mehreren Gründen, Erd- oder Walnüsse in der Schale zu kaufen. Sie bleiben viel länger frisch, weil die Schale vor Licht und Luft schützt – Nüsse werden sonst mit der Zeit ranzig. Und schon das Knacken gehört zum Genuss dazu und verzögert das Essen. So merken Sie rechtzeitig, wenn Sie genug haben.

Mandeln sind allerdings zum Knacken meist zu hart. Kaufen und essen Sie aber nur welche mit Haut – dann haben sie mehr Ballaststoffe als alle anderen Nüsse und Kerne! Das gilt auch für Haselnüsse und Sesamsamen: Wie bei Obst und Gemüse stecken nicht nur die Ballaststoffe in der Haut, sondern auch Vitamine und Bioaktivstoffe konzentriert darunter. Darauf sollten Sie nicht verzichten.

Übrigens: Je weicher Nüsse sind – wie Pinienkerne, Macadamia-, Para- und Cashewnüsse –, desto weniger Ballaststoffe enthalten sie. Die Sieger bei den Ballaststoffen sind klar die Mandeln. Das gesündeste Fett haben Walnüsse.

simplify-Tipp
Je ursprünglicher Sie Nüsse und Samen genießen, desto besser.

Kombinieren Sie Öl in der Küche

Auch wer keine Nüsse oder Kerne knabbert, nimmt pflanzliche Fette zu sich – in Form von Ölen, die aus Ölsaaten, Nüssen oder Ölfrüchten wie Oliven gepresst werden. Mindestens einen Esslöffel Öl sollten Sie pro Tag verzehren – in Salat oder Gekochtem. Das versorgt Sie gut mit lebensnotwendigen Fettsäuren und Vitamin E.

Jedes Öl hat einen eigenen Mix aus unterschiedlichen Fettsäuren. Für die schlanke Linie ist egal, welches Sie wählen. Für einen gesunden Blutdruck und eine gute Durchblutung spielt der Gehalt an Omega-3-Fettsäuren eine wichtige Rolle. Den höchsten Gehalt hat Leinöl – aber der intensive Geschmack ist nicht jedermanns Sache.

Als Grundöl in jeder Küche ist deshalb Rapsöl zu bevorzugen.

Es schmeckt neutral, wenn es raffiniert ist, und eignet sich nicht nur zum Kochen, sondern auch zum Braten. Ebenfalls eine gute Zusammensetzung haben Walnuss- und Sojaöl. Ungünstig sind Distel- und Sonnenblumenöl. Olivenöl enthält viele einfach ungesättigte Fettsäuren und ergänzt deshalb Rapsöl ideal. Kürbiskern- oder Sesamöl sind dagegen eher Gewürze.

Kochen Sie nur mit Öl – das ist einfach und gesund. Vergessen Sie vorgewürzte Speisefette mit Aroma, selbst wenn sie fettarm sind. Die beste Verwendung für Öl sind Salatdressings. Lassen Sie Fertig- und Instantdressings links liegen! Sie enthalten immer Kohlenhydrate in Form von Verdickungsmitteln und Zuckern – und die Kombination gehört nun mal zu den Dickmachern. Halten Sie sich an den französischen Klassiker: Öl, Senf, Essig oder Zitronensaft cremig rühren. Das klappt, weil der Senf wie Ei bei Mayonnaise wirkt und das ölige mit dem wässrigen Element verbindet. Wer mag, schlägt dann noch etwas Wasser unter – mit Milch wird's cremiger. Und dann natürlich Salz, Pfeffer, Kräuter. Wenn Sie es extra cremig mögen, können Sie etwas Joghurt (1,5 Prozent Fett) unterziehen.

simplify-Tipp

Basis in Ihrer Küche zum Kochen und Braten sind Raps- und Olivenöl. Mehr brauchen Sie nicht. Verzichten Sie auf Fertig- und Instantdressings – ein Essig-Öl-Senf-Dressing ist einfacher, gesünder und billiger.

Omega-3-Fettsäuren

Omega-3- und -6-Fettsäuren gehören beide zu den mehrfach ungesättigten Fettsäuren. Die Bezeichnung erfolgt nach der Lage der Doppelbindungen (der nicht mit Wasserstoff abgesättigten Stellen der Fettsäure vom Ende her gezählt). Unter den mehrfach ungesättigten Fettsäuren gibt es einige, die unser Körper braucht, aber nicht selbst herstellen kann. Deshalb müssen wir sie mit der Nahrung zu uns nehmen. Sie sind lebensnotwendig, darum nennt man sie essenziell (aus dem Lateinischen: wesentlich): Sie sind zentraler Bestandteil von Zellwänden und Gewebshormonen.

Die wichtigsten Vertreter sind die Linolsäure (eine Omega-6-Fettsäure) und die Alpha-Linolensäure (eine Omega-3-Fettsäure). Aus ihnen kann der Körper alle übrigen Fettsäuren »bauen«. Empfohlen ist ein ausgewogenes Verhältnis in der Nahrung von Omega-6- zu Omega-3-Fettsäuren von fünf zu eins.

In unseren Lebensmitteln kommen Omega-3-Fettsäuren seltener vor. Deshalb sollten Sie, wann immer möglich, Lebensmittel mit einem hohen Omega-3-Anteil bevorzugen: Rapsöl, fetten Seefisch, Walnüsse. Den höchsten Wert an Omega-3-Fettsäuren hat übrigens Leinöl – deshalb wird es auch so schnell ranzig.

Kein fettarmes Streichfett aufs Brot!

In Sevilla wird zum Tomatenbrot eine kleine Ölkaraffe gereicht – jeder träufelt sich seine Portion darauf. Aber nördlich der Alpen und im Osten ist das eher ungewöhnlich. Traditionell gehört bei uns Streichfett aufs Brot. Pro Tag ist ein Esslöffel davon empfehlenswert. Dabei macht es von den Kalorien her keinen Unterschied, ob Sie Margarine, Schmalz oder Butter nehmen. Wegen der Fettzusammensetzung ist es aber gesünder, eine gute Margarine zu wählen, die reich an Omega-3-Fettsäuren ist.

Der Belag sollte aus magerem Aufschnitt und Käse bestehen, sonst wird das Brot zur Kalorienbombe. Und vergessen Sie nicht die Gemüsegarnitur!

simplify-Tipp
Ein Esslöffel Streichfett pro Tag ist wunderbar.

simplify-Idee: Seien Sie wählerisch
bei tierischen Lebensmitteln

Alle langlebigen Völker der Erde haben eines gemeinsam: Nur ein kleiner, feiner Teil ihrer Nahrung besteht aus Lebensmitteln tierischer Herkunft: Fleisch, Fisch, Eier und Milch. Andererseits gab es immer schon Völker, die fast nur von »Tierischem« lebten, wie die Eskimos, die Massai – ja selbst den Steinzeitmenschen wird eine solche Ernährung nachgesagt, obwohl das bislang nicht überzeugend nachweisbar ist. Sicher ist: Wer sich abwechslungsreich ernährt, ist besser geschützt vor Mangel.

Einer der zentralsten Lebensbausteine ist Eiweiß. Nahrungsmittel tierischer Herkunft sind unsere wichtigsten Eiweißlieferanten. Zwar enthält auch pflanzliche Kost Eiweiß – aber weniger und nicht ganz so ideal für uns zusammengesetzt. Deshalb ist eine gegenseitige Ergänzung wichtig.

Auch wenn es ums Abnehmen geht, ist Eiweiß unschlagbar – Fett und Kohlenhydrate laufen sich gegenseitig den Rang ab um den schlechtesten Ruf als Dickmacher, während Eiweiß über diesen Verdacht erhaben ist. Ja, Eiweiß wird sogar als »Fatburner« bezeichnet. Denn der Körper muss Energie »zuschießen«, um Eiweiß zu verwerten.

Eigentlich traumhaft – wenn das Eiweiß in der Natur nicht mit reichlich Fett verbunden wäre. Deutlich sichtbar bei Schweinshaxen, Frühstücksspeck oder Butter. Versteckt findet es sich aber auch in großen Mengen in Wurst, Käse, Milch, Joghurt und Ei. Deshalb finden Eiweißpulver für Diäten reißenden Absatz. Man nimmt auch toll mit ihnen ab. Das haben Studien bewiesen. Aber sie lassen sich selten auf Dauer ins ganz normale Alltagsleben integrieren – der Jojo-Effekt ist vorprogrammiert.

Deshalb: Essen Sie eiweißreich – aber achten Sie auf einen mäßigen Fettgehalt. Die europaübergreifende Diogenes-Studie aus dem Jahr 2008, an der unter anderem Wissenschaftler des Deutschen

Instituts für Ernährungsforschung Potsdam-Rehbrücke mitgearbeitet haben, ergab außerdem, dass nach einer Gewichtsabnahme eine eiweißreiche Kost das Gewicht am besten stabilisiert.

»Low fat« muss also gar nicht sein – das ist mit natürlichen Lebensmitteln auch nicht zu erreichen. Essen Sie die eiweißreichen Lebensmittel, aber diese nicht zusätzlich, sondern ersetzen Sie mit ihnen Zuckriges, Süßes, Pampiges und Fertigkost. Das wird umso leichter, weil Eiweiß besonders satt macht – der Heißhunger auf Süßes schwindet.

simplify-Tipp

Essen Sie eiweißreich, das erleichtert es Ihnen, schlank zu werden und zu bleiben.

Eiweiß

Protein, also Eiweiß, ist die Bausubstanz für unsere Zellen. Regelmäßig werden sie erneuert: Muskelzellen leben 15 Jahre, Hautzellen hingegen nur zwei bis vier Wochen, rote Blutkörperchen maximal drei Monate, weiße nur einige Tage; die Zellen der Magenschleimhaut müssen rund jede Woche erneuert werden. Und sie alle werden aus Protein gebaut. Aber auch Enzyme, Hormone und unser gesamtes Erbmaterial, die DNS, besteht aus Eiweiß. Unser Immunsystem steht und fällt mit Eiweiß, weil die Antikörper, die die Krankheitserreger in Schach halten, ebenfalls daraus gebaut werden. Eiweiß hält die Flüssigkeitsbalance im Körper im Gleichgewicht und puffert unseren Säure-Basen-Haushalt ab.

Der Körper braucht also einen ständigen Nachschub. Eiweiß kommt in tierischen Lebensmitteln wie Fleisch, Fisch, Eiern, Milch und Milchprodukten vor und in pflanzlichen wie Hülsenfrüchten, Kartoffeln, Getreide, Nüssen und Hefe. Eiweiß besteht aus Aminosäuren; 20 verschiedene gibt es in den meisten Proteinen. Neun davon können

wir nicht selbst bilden, wir müssen sie also mit der Nahrung aufnehmen.

0,8 Gramm Eiweiß pro Kilogramm Körpergewicht, etwa 15 Prozent
der täglichen Energiezufuhr, werden für einen durchschnittlichen Erwachsenen empfohlen. Säuglinge, Kinder im Wachstum, Schwangere
und Stillende benötigen mehr. Konkret bedeutet das: Ein 70 Kilo schwerer Mensch braucht 56 Gramm Eiweiß am Tag. Das entspricht etwa
einem Steak von 280 Gramm. Tatsächlich nehmen wir aber im Durchschnitt 100 Gramm Eiweiß zu uns, eine Unterversorgung ist demnach
nicht zu befürchten.

Wichtig ist, welche Eiweißquellen wir nutzen: Tierisches Eiweiß ist
auf den ersten Blick wertvoller, da es dem körpereigenen Eiweiß am
ähnlichsten ist. Man spricht auch von seiner »biologischen Wertigkeit«. Obwohl pflanzliche Eiweißquellen weniger hochwertig sind,
raten Ernährungsexperten zu mehr pflanzlichen und weniger tierischen
Lebensmitteln. Denn tierische Eiweißträger enthalten Fett in Form von
gesättigten Fettsäuren und Cholesterin, Purinstoffe, die zu Gicht führen
können, und sie sind frei von Ballaststoffen. Man kann die biologische
Wertigkeit von pflanzlichem Eiweiß aber steigern, indem man es kombiniert mit Fisch, Fleisch, Milchprodukten oder Ei.

Essen Sie Fisch nur pur

Er ist das Lieblingskind der gesunden Ernährung: Fisch. Denn die
Wasserwesen liefern nicht nur Eiweiß satt. Ihr Fett gehört zu den
»guten« Sorten, und außerdem ist Fisch reich an Jod – und das
braucht die Schilddrüse, um den Stoffwechsel zu aktivieren. Auch
das knappe, Knochen stärkende Vitamin D ist in fetten Fischen
enthalten – deshalb bekamen Kinder – auch ich – früher Lebertran.

Sogar fette Fische wie Lachs, Hering und Makrele können Sie
genießen. Bei Räucherfischen oder eingesalzenen Spezialitäten wie
Matjes sollten Sie allerdings die Portion beschränken – sie sind sehr
salzig, und das kann aufschwemmen und den Bierdurst wecken!

Für das gesunde Gewicht entscheidend ist aber die Zubereitung des Fischs. Am beliebtesten im Tiefkühlbereich sind Fischstäbchen oder Schlemmerfilets. Und die sind reich an weißem Mehl in Form von Semmelbröseln und Stärke, dazu 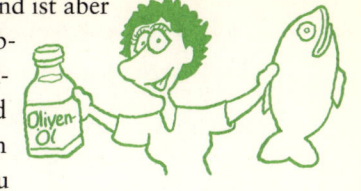 Butter, Aromen, viel Salz – eher ein Dickmachermix. Unschlagbar dagegen ist Fisch pur – am besten pochiert oder aus der Folie. Auch gebraten ist Fisch pur ein schlankes Vergnügen – Sie können ihn ja kurz auf Küchenpapier legen, damit das Fett abtropft.

Vermeiden Sie cremige Saucen als Begleitung – sie machen die schlanke Wirkung von Fisch wieder zunichte.

Eine gute Portion purer Fisch sind 150 bis 200 Gramm. Von Räucherfisch nehmen Sie 50 bis höchstens 100 Gramm.

simplify-Tipp
Essen Sie Fisch nur unverhüllt – ohne Panierung, ohne Kruste, ohne Saucen.

Essen Sie Krabben – aber ohne Cocktailsauce

Lassen Sie sich von Ihrem guten Geschmack leiten: Dann schneiden nämlich die Eismeergarnelen oder Nordseekrabben besser ab als Zuchtkrabben aus Fernost. Und wenn die Krabben Aroma und Biss haben, ist auch die cremige Cocktailsauce überflüssig. Dann kann es auch ein Joghurtdressing sein. Oder nehmen Sie die Krabben einfach als eiweißreiche Beilage im Salat! Denn das sind sie wirklich.

Sie können Sie auch im Wok schwenken oder an eine Gemüsepfanne geben. Würzen Sie die mit frischen Kräutern. Und vergessen Sie die Mayonnaise!

Meeresfrüchte – so gut, dass sie in den Mittelpunkt gehören

Ähnlich wie mit Krabben sieht es mit allen anderen Meeresfrüch-
ten aus: Im Teigmantel ausgebackene Calamares zählen zu den
Dickmachern – in gegrillter Form oder im Meeresfrüchtesalat in
klarer Vinaigrette dagegen sind sie unschlagbar. Ebenso Austern,
Miesmuscheln oder Jakobsmuscheln – solange Sie dazu nicht
Berge von Baguette futtern!

Mit anderen Worten: Meeresfrüchte sind Eiweiß in Reinform
und ideale Diätgerichte – solange sie pur, mit leichter Gemüsegarnitur oder mit Pasta (in Maßen) serviert werden. Doch mit sahnig-
cremigen Saucen und viel Weißbrot werden sie zu Dickmachern.

Meeresfrüchte allein machen nicht so schnell satt, weil sie wenig
Ballaststoffe enthalten, die den Magen füllen. Deshalb ist eine
schlanke Begleitung oder Flüssigkeit wichtig. Als Vorspeise sind
sie prima – warten Sie danach aber 30 Minuten mit der Hauptmahlzeit, damit das Eiweiß beginnen kann, seine Sättigungsbot-
schaften zu senden.

Geben Sie Fleisch pur den Vorzug

Ganz gleich ob Atkins, Strunz oder Montignac: Männerdiäten lieben Fleisch. Wer ihnen folgt, ist zumindest beim Abnehmen recht

erfolgreich. Denn Steaks mit Salat liefern tatsächlich viel Eiweiß und Ballaststoffe, machen satt und zufrieden.

Aber Fleisch in rauhen Mengen ist nicht vollkommen unbedenklich. Dunkles Fleisch, also Fleisch von Rind, Lamm, Schwein und Wild, sowie alle gepökelten, geräucherten Fleischwaren stehen im Verdacht, das Entstehen verschiedener Krebsarten zu fördern. Weißes Fleisch, also Geflügel und Fisch, scheint dagegen unbedenklich. Andererseits: Wie sollen Sie ohne Fleisch auf den Eiweißanteil im Essen kommen, der Ihnen hilft, ein gesundes Gewicht zu erreichen und zu halten? Außerdem gehört Fleisch zu unserer Esskultur, ein dauerhafter Verzicht ist darum kaum durchzuhalten, wenn man kein überzeugter Vegetarier ist.

Bereiten Sie Fleisch pur zu – am besten mit viel Gemüse. Aber seien Sie sparsam mit Aufschnitt, Wurst und geräucherten Spezialitäten. Denn sie haben zwei Nachteile: In der Regel sieht man ihnen die Kalorien nicht an – und sie enthalten viel weniger Eiweiß als pures Fleisch. Oder hätten Sie gedacht, dass ein zierliches Wienerle 250 Kalorien hat? Und nur rund 44 Kalorien stammen aus Eiweiß. Der Rest geht aufs Fettkonto.

simplify-Tipp
Greifen Sie bei Aufschnitt nur zu, wenn Sie das pure Fleisch deutlich erkennen: Bündner Fleisch, Lachsschinken, Roastbeef, Kasseler. Aspik ist prima, weil es zusätzliches Eiweiß enthält.

Pute und Hähnchen mit allem Drum und Dran

Pute und Hähnchen sind die figurfreundlichen Klassiker – und völlig einfach in der Zubereitung. Wer viele Diäten hinter sich hat, ist sie vielleicht manchmal leid – vor allem, wenn vom Brathendl auch noch das Beste weglassen werden soll: die knusprige Haut. Sie sei Ihnen gegönnt. Essen Sie sie ruhig mit, doch darf es dann gern ein Hühnerbein sein statt gleich ein halbes Brathähnchen!

Es kommt auf die Menge an. Im Verhältnis zum mageren Fleisch ist die fettere Haut akzeptabel: Die Mischung macht es. Zudem enthält gerade Geflügel verhältnismäßig viele ungesättigte Fettsäuren!

Kritisch sind allerdings die Würz- und Aromamischungen, mit denen tiefgefrorenen oder vorgewürzten Hähnchenteilen Geschmack gegeben wird. Sie enthalten Geschmacksverstärker und andere ungesunde Substanzen. Das Würzen sollten Sie deshalb lieber selbst in die Hände nehmen! Geflügel verträgt sich mit nahezu jedem Gewürz und gewinnt gerade dadurch an Abwechslung.

Links liegen lassen sollten Sie auch Nuggets, Schnitzel, rahmige Ragouts – hier gilt das Gleiche wie beim Fisch: Panade und Rahm machen das magere Fleisch zum Dickmacher. Probieren Sie lieber einmal frische Bio-Hähnchen – die werden Sie alles andere als langweilig finden.

simplify-Tipp
Genießen Sie Geflügel ruhig mit Knusperhaut.
Aber meiden Sie alle vorgewürzten Geflügelzubereitungen.

Trauen Sie sich an den großen Braten

In den Selbstbedienungs-Fleischtheken der Supermärkte finden sich nur noch Hackfleisch, Steaks, Schnitzel und Geschnetzeltes: Fleischteile zum Kurzbraten. Daran ist grundsätzlich nichts auszusetzen, doch normalerweise schwimmen Schnitzel & Co. in üppigen Sahnesaucen. Deshalb bin ich ein Fan von großen Braten – geschmort oder bei niedriger Temperatur von 120 Grad im Ofen gegart. Dazu reichlich geschmortes Gemüse, das erst die Würze gibt und der Sauce Volumen verleiht, wenn man es püriert.

Braten – vor allem vom Rind – geben viel Eiweiß und enthalten nur mäßig Fett, die Gemüseportion ist auch gleich dabei, und das Ganze lässt sich zwei bis drei Tage im Kühlschrank aufbewahren oder einfrieren ohne geschmackliche Einbußen. Aber bitte nur eine Portion auf einmal essen!

simplify-Tipp
Schmorbraten oder magere Braten bei Niedrigtemperatur gegart sind tolle Eiweißlieferanten, die preiswert sind und Zeit sparen.

Schneiden Sie übermäßiges Fett erst nach dem Garen ab

Wer zu viel wiegt, sollte sich nicht unbedingt einen Schweinebauch braten. Doch auch manch andere Fleischteile haben reichlich Fett. Das macht sie saftig und verhindert das Austrocknen während des Garens. Lassen Sie deshalb sichtbares Fett während der Zubereitung dran. Schneiden Sie es erst nach dem Garen ab. Oder nehmen Sie nur eine kleine Portion.

Bei Suppen und Fonds klappt das Entfetten am besten nach dem Erkalten – oder noch warm mit einem Fettabschöpfer. Den benutze ich übrigens auch für den Fond des Gänsebratens. Wenn das abgeschöpfte Fett ein sehr aromatisches Gänse-, Enten- oder Schweineschmalz ist, können Sie es statt Öl zum Garen benutzen. Oder aufs Brot streichen. Aber denken Sie daran: nur ein Esslöffel pro Tag! Schmalz hat nicht mehr Kalorien als Margarine oder Butter.

simplify-Idee
Fleisch muss nicht unbedingt mager sein.
Entfernen Sie überschüssiges Fett – aber erst nach dem Garen.
So bleibt das Fleisch saftig.

Kaufen Sie Ihr Hackfleisch frisch beim Metzger

Hackfleisch ist die Grundlage vieler Gerichte. In der industriellen Fertigung wird alles Fleisch durch den Wolf gedreht, das zu sehnig, zu durchwachsen und zu zäh ist. Am Ende können Sie nur ahnen, wie viel Fett und wie viel Muskelmasse sich im Produkt verstecken. Je heller Hack ist, desto fetter. Auch ein hoher Anteil an Schweinefleisch macht es fetter.

Am besten, Sie lassen sich schieres Fleisch ohne Fett – vorzugsweise vom Rind – frisch vom Metzger durch den Wolf drehen. Kaufen Sie ruhig größere Mengen und frieren Sie das Hackfleisch portionsweise ein.

Denn damit lässt sich eine Menge zaubern: Saucen wie Bolognese oder Eintöpfe wie Chili con Carne gewinnen Würze und Eiweiß durch Hack. Sie können es auch mit Ei, altbackenem, eingeweichtem Brot und mit Magerquark, gehackten Zwiebeln oder Raspelgemüse verlängern: Das ergibt dann Frikadellen, Fleischbällchen oder Hackbraten. Am besten ist es, wenn Sie diese Gerichte nicht in der Pfanne, sondern auf dem Backblech braten.

simplify-Tipp

Jedes Hackfleisch ist so mager wie das Fleisch, das dafür verwendet wurde. Lassen Sie es sich beim Metzger aus magerem Rindfleisch frisch durchdrehen – das ergibt ein tolle, eiweißreiche Basis für sehr viele Gerichte.

Ein hart gekochtes Ei macht lange satt

Lange Zeit waren Eier als ungesund verschrien: Zwar enthält das Eiklar pures Eiweiß – aber der Dotter hat's in sich: In ihm finden sich nicht nur Lezithin und Vitamine, sondern auch viel Cholesterin. Mittlerweile sind Eier rehabilitiert – der Cholesterinstoffwechsel ist nämlich viel komplizierter, als man lange Zeit angenommen hat.

Wer einen gesunden Blutfettspiegel hat, der braucht sich über Cholesterin keinerlei Gedanken zu machen. Das soll aber keine Aufforderung zur Mayo-Diät im Stile der fünfziger Jahre sein! Sie propagierte den Verzehr von bis zu 30 Eiern pro Tag!

Doch Eier in Maßen sind eine gesunde und leckere Angelegenheit. In Kombination mit Kartoffeln haben Eier übrigens die höchste Eiweißwertigkeit – ein Bauernfrühstück war deshalb für körperlich hart arbeitende Menschen schon immer eine tolle Mahlzeit. Je nachdem, wie das Ei zubereitet wird, hat es eine unterschiedlich lange Verdauungszeit. Ein hart gekochtes Ei hat eine »Verweildauer« von etwa fünf Stunden im Magen. Ein Ei als Reiseproviant ergibt also durchaus Sinn. Als Büromahlzeit mit Vollkornbrot und einer Handvoll Kirschtomaten oder einer Paprikaschote macht es satt bis zum Feierabend!

simplify-Tipp
Ein Ei – vor allem hart gekocht – macht satt und ist eine ebenso einfache wie gute Grundlage für eine Lunchbox.

Genießen Sie Milch und Milchprodukte

Neue Studien belegen, dass Milch schlank macht. In einer amerikanischen Untersuchung nahmen Milchtrinker 70 Prozent mehr ab als eine Vergleichsgruppe, die ebenso viele Kalorien und zusätzlich Kalziumpräparate zu sich nahm. Auch der Bauchumfang schrumpfte sensationell stärker zusammen. Eine Studie in Italien zeigte, dass Kleinkinder, die regelmäßig Milch tranken, deutlich schlanker waren und weniger Fettpolster hatten als die Milchmuffel. Über die genauen Ursachen wird gerätselt. Zum Teil wird das Kalzium dafür verantwortlich gemacht, da es die Fettverbrennung in der Zelle ankurbelt und gleichzeitig die Fettspeicherung bremst.

Zusätzlich spielt das Milcheiweiß eine Rolle, das stark muskelaufbauend wirkt.

Außerdem sind Milch und ihre Produkte für Menschen in sonnenarmen Gebieten der Erde lebenswichtig. Denn ihre Versorgung mit Vitamin D ist häufig knapp. Vitamin D wird durch Sonne in der Haut gebildet und ist für die Kalziumeinlagerung in den Knochen wichtig.

Allerdings vertragen nicht alle Menschen Milch gleich gut. Grund ist der Milchzucker, den nicht alle Völker der Erde verdauen können. Als Babys können alle Menschen, ganz gleich welcher Abstammung, Milchzucker abbauen, denn Muttermilch ist besonders reich daran. Doch die meisten verlieren diese Fähigkeit als Erwachsene. Nur die Nordeuropäer, ihre ausgewanderten Nachkommen in Nord- und Südamerika, Australien und Neuseeland sowie einzelne Hirtenvölker wie die Massai bilden auch als Erwachsene Laktase – das Enzym, das zur Verdauung von Milchzucker nötig ist. Man nimmt an, dass sich diese Fähigkeit genetisch entwickelt hat, als die Menschen anfingen, Ackerbau und Viehzucht zu treiben, und Kuhmilch lebenswichtig wurde. Deshalb ist eine tatsächliche Milchzuckerunverträglichkeit bei Mitteleuropäern eher selten. Verzichten Sie deshalb nicht auf Milch und Milchprodukte ohne eine glasklare medizinische Diagnose.

Der Nachteil an Milch ist allerdings ihr Fettanteil – in Reinform Butter. Milchfett enthält viel gesättigte Fettsäuren und das erhöht das Risiko für Arteriosklerose und Bluthochdruck. Deshalb ist es sinnvoll, den Fettgehalt von Milchprodukten im Blick zu haben.

simplify-Tipp
Essen Sie täglich Milchprodukte –
mindestens zwei Portionen am Tag.

Trinken Sie ein Glas Milch am Tag

Ein Viertelliter Milch pro Tag ist ideal – am besten mit einem Fettgehalt von 1,5 Prozent, doch auch Vollmilch ist okay. Für Ihre Linie viel gefährlicher als das Fett ist zugesetzter Zucker in Fertig-produkten. Denken Sie nur an supersüßen Instantkakao.

Aber auch die unterschiedlichen Kaffeespezialitäten, die im Su-permarkt als Instantprodukte oder Fertiggetränke angeboten wer-den – von Cappuccino über Latte macchiato bis Eiskaffee –, sind Zuckerfallen. Die haben mit Milch kaum mehr etwas zu tun! Natürlich können Sie Ihre Milch im Milchkaffee trinken – aber bitte ohne Zucker. Wenn es unbedingt sein muss, nehmen Sie Süßstoff.

Wer gerne ein Glas Milch als Schlummertrunk genießt, der tue das ohne Süße. Das hat einen doppelten Vorteil: Zum schlankma-chenden Effekt tritt die beruhigende Wirkung der Milch: Dank der in ihr enthaltenen Aminosäure Tryptophan ist sie eine natürliche Einschlafhilfe – und bremst zudem besonders stark den Knochen-abbau, der ja schon mit etwa 20 Jahren schleichend beginnt und im hohen Alter mit Osteoporose enden kann.

Ob Sie H-Milch, pasteurisierte oder Frischmilch trinken, spielt für Ihr Gewicht keine Rolle.

simplify-Tipp

Trinken Sie einen Viertelliter Milch pro Tag. Den können Sie auch über den Tag verteilt in Milchkaffee zu sich nehmen.

Bevorzugen Sie Naturjoghurt

Eine Alternative zu Milch ist Joghurt, weil dort die gesamte Milch verwendet wird. Außerdem ist ein Teil des Milchzuckers zu Milch-säure abgebaut – das ist für den Stoffwechsel und die Verdauung

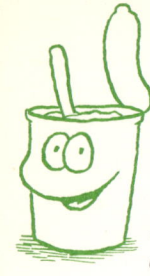

günstig. Ob die Säuerung mit probiotischen Bakterien passiert, ist für Ihr Gewicht gleichgültig. Für die Gesundheit sind diese Joghurts aber nachweislich gut.

Fatal sind dagegen die süßen Zusätze, die die meisten enthalten. Auch Verdickungsmittel wie Carrageen, Guar oder Agar Agar sind völlig überflüssig, ebenso appetitanregende Aromastoffe. Beschränken Sie sich auf Naturjoghurt – süßen oder mit Früchten abschmecken können Sie selbst.

simplify-Tipp
Ersetzen Sie einen Teil der Milch durch Joghurt – aber bitte nur natur.

Gönnen Sie sich die doppelte Portion Buttermilch oder Molke

Buttermilch entsteht bei der Butter-, Molke bei der Käseherstellung. Beide enthalten deshalb nur noch Spuren von Fett, aber hochwertiges Eiweiß und Milchzucker. Ohne Zusatzstoffe haben beide Getränke nur halb so viele Kalorien wie Milch. Sie dürfen also Ihre Portion verdoppeln auf einen halben Liter.

Beide Getränke regen die Verdauung an, besonders Molke. Sie schmeckt relativ sauer – deshalb kann man mit ihr Salatdressings wunderbar anrühren und auf Essig und Zitrone verzichten. Probieren Sie mal Tabouleh (Couscoussalat) mit Molke! Aber auch Buttermilch oder Molke gemixt mit Beeren schmeckt toll.

Wie jedes Milchprodukt werden auch Molke und Buttermilch in gesüßter Form angeboten, das hat jedoch mit den ursprünglichen Getränken nichts mehr zu tun – da können Sie gleich Limonade trinken. Verzichten Sie lieber darauf.

simplify-Tipp
Trinken Sie statt Milch einen halben Liter purer Buttermilch oder Molke. Verfeinern Sie sie nach Geschmack mit Früchten oder verwenden Sie sie für Salatdressings.

simplify-Idee: Essen Sie einfach

Alle Nahrungsmittel haben einen natürlichen Ursprung: Zucker wird aus Zuckerrohr oder -rüben hergestellt, Weißmehl aus Weizenkörnern, Puddingpulver aus Kartoffeln. Doch durch die starke Bearbeitung hat das Endprodukt weder die Ballaststoffe noch die Bioaktivstoffe des natürlichen Ausgangsprodukts. Übrigens auch nicht die Vitamine und Mineralstoffe.

Zwar wird versucht, die fehlenden Nährstoffe durch Anreicherung zu ersetzen, doch das funktioniert nicht. Mittlerweile gibt es Studien, die zeigen, dass diese Lebensmittel nicht unbedingt gesünder sind. Offenbar kommt es auf die Zusammensetzung im natürlichen Lebensmittel an, nur sie versorgen mit allem, was wir brauchen.

Es lohnt sich also immer noch, Gemüse, Getreide und Obst selbst frisch zuzubereiten, wenn man in den Genuss aller wertvollen Stoffe kommen will. Außerdem gibt es ein weiteres, wichtiges Argument: Je künstlicher und konzentrierter unsere Nahrung in den letzten Jahrzehnten wurde, desto größer wurde das Übergewicht!

simplify-Tipp
Bevorzugen Sie frische, einfache Lebensmittel. Je komplizierter ein Nahrungsmittel ist, desto weniger ursprüngliche Nährstoffe enthält es. Mehr als fünf Zutaten sind verdächtig!

Bioaktivstoffe – die Neuentdeckung

Sie sind vor allem in pflanzlichen Lebensmitteln vorhanden: in Gemüse, in Obst, in Getreide, Nüssen, Samen und Gewürzen – die Bioaktivstoffe. Und weil sie die Pflanze vor Übergriffen von außen schützen sollen, konzentrieren sie sich in Schale, Außenblättern, Häutchen. In den Blättern der Kohlrabiknolle sind deshalb viel mehr Bioaktivstoffe – übrigens auch Vitamine – als in der Knolle selbst.

Natürlich spielen auch Sorte und Reifezustand eine wichtige Rolle. So haben Äpfel, die an der »Sonnenseite« eines Baumes hängen, mehr Bioaktivstoffe als solche aus dem schattigen Inneren des Baumes. Das rote Apfelbäckchen birgt sie. Im Sommer entwickeln Früchte und Gemüse mehr Bioaktivstoffe als zu lichtärmeren Jahreszeiten. Je reifer geerntet wird, je aromatischer und intensiver der Geschmack und je stärker der Duft, desto mehr wertvolle Inhaltsstoffe enthält ein pflanzliches Lebensmittel. So haben Kräuter eine ungeheuere Dichte an allem, was uns guttut: Mineralstoffe, Vitamine und eben auch Bioaktivstoffe.

Meiden Sie alle Varianten von Instantprodukten

Wir sind eine eilige Gesellschaft, die immer schneller wird. Das Internet hat die Übermittlung von Daten revolutioniert. Verabredungen werden per Handy immer kurzfristiger getroffen.

Das hinterlässt auch seine Spuren in der Küche: Das Essen soll in kürzester Zeit auf dem Tisch stehen. Die Konsequenz: die immer stärker um sich greifende »Instantisierung« von Lebensmittel: Sie werden vorgekocht und dann getrocknet. Zu Hause gibt man Wasser dazu – und schon steht das Kartoffelpüree fertig auf dem Tisch.

Ihren Anfang nahm Instantnahrung mit der Erbswurst. Sie wurde für das Militär entwickelt und war ein großer Erfolg, denn konzentrierte Nahrung belastet das Marschgepäck nicht, man braucht nur heißes Wasser und das Essen ist fertig. Aber ehrlich: Sind wir denn tagtäglich auf einer ausgedehnten Wanderung? So lange dauert Kochen nicht, dass man sich nicht ein wenig Zeit dafür nehmen könnte.

Als Notlösung ist Kartoffelpüree aus der Tüte durchaus akzeptabel – leider enthält es meist Aromastoffe und schmeckt nicht so gut wie frisch zubereitet. Dabei kostet es nur wenige Minuten, um zwei bis drei Kartoffeln zu kochen und zu zerstampfen. Immerhin müssen wir nur in den seltensten Fällen eine Großfamilie versorgen.

Parboiled Reis, Instant-Polenta oder Getreidegrütze sind in Ordnung, wenn sie ohne Zusatzstoffe auskommen. Doch bedenken Sie: Auch diese einfachen Produkten sind quasi vorgekocht und vorverdaut. Sie verlocken zum Nachschlag und machen nicht lange satt. Ganz von Ihrem Einkaufszettel streichen sollten Sie Süppchen, Saucen oder Fixprodukte aus der Tüte. Gegen gekörnte Brühe ist nichts einzuwenden, wählen Sie aber eine ohne Glutamat, Geschmacksverstärker oder Hefeextrakt, und versuchen Sie, vom reflexartigen Gebrauch als Würze wegzukommen.

simplify-Tipp
Machen Sie einen Bogen um alles, was trocken in Tüte oder Töpfchen verpackt ist und nur mit heißem Wasser aufgegossen werden muss!

Verzichten Sie auf Kompliziertes

Je länger die Zutatenliste eines Lebensmittels ist, desto misstrauischer sollten Sie sein. Was da alles zusammenkommt, können wir als Laien gar nicht beurteilen. Zumal wir uns bei diesen Gerichten nicht auf unsere fünf Sinne verlassen können. Wir können kaum erfassen, was wir uns da einverleiben. Die meisten dieser Nahrungsmittel zählen sowieso zu den Kategorien Snacks, Instantgericht und Süßgetränk. Und das sind die schlimmsten Dickmacher.

simplify-Tipp
Bevorzugen Sie Lebensmittel und Gerichte mit wenigen Zutaten.

Benutzen Sie Ihre Zähne

Unsere Zähne brauchen Arbeit: Werden sie gefordert, bleiben sie fest verwurzelt im Kiefer, denn Druck regt die Knochenbildung an. Am deutlichsten sieht man das bei Gebissträgern, deren Kiefer sich zurückbildet, weil sie zu wenig belastet werden. Außerdem ist der »Biss« bei Lebensmitteln immer ein Zeichen für viel Ballaststoffe. Und zudem gehört Kauen zu den ersten Sättigungssignalen.

Fast Food ist darum in mehrfacher Hinsicht fatal: Weil wir es kaum kauen müssen, können wir große Mengen davon verdrücken, bevor wir eine Sättigung spüren. Und genau das macht auf Dauer dick.

simplify-Tipp
Entscheiden Sie sich für Lebensmittel, die »Biss« haben und gekaut werden müssen.

Werden Sie Gewürzspezialist

Unzählige Gewürzmischungen wollen Ihnen sagen, wie Sie Ihr Hähnchen, Ihr Steak oder Ihre Kartoffeln zu würzen haben. Aber wissen Sie, was drin ist? Und vielleicht mögen Sie Ihr Hähnchen lieber anders gewürzt oder suchen nach Abwechslung. Was aber dann?

Fangen Sie am besten gar nicht erst mit Gewürzmischungen an, sondern probieren Sie die Vielfalt, die Gewürze bieten: Wählen Sie einmal Kreuzkümmel (Cumin), ein anderes Mal Gelbwurz (Kurkuma), aber auch Kardamon, Nelken oder Muskatnuss und entdecken Sie deren Charakter. So schulen Sie Ihren Geschmack und können ganz bewusst würzen. Außerdem brauchen Sie dann nicht eine ganze Batterie von Gewürzmischungen im Schrank, sondern mischen selbst.

Das Tolle an Gewürzen: Sie regen den Stoffwechsel an und unterstützen Ihre Gewichtsabnahme. Vor allem: Sie haben (fast) keine Kalorien – hier dürfen und sollten Sie zugreifen!

simplify-Tipp
Gewürze sollten Sie reichlich nehmen – sie regen den Stoffwechsel an und schulen den Geschmack. Beides hilft beim Abnehmen.

Essen auswärts: So treffen Sie die richtige Wahl

Viele Menschen essen mittags nicht zu Hause. Und das hat Folgen: 56 Prozent der Berufstätigen sagen, dass sie sich nur am Wochenende vernünftig ernähren können! Da ist es kein Wunder, wenn wir immer dicker werden! An zwei Tagen kann man nicht retten, was man in der Woche versäumt hat. Natürlich kann man sich wunderbare Lunchboxen zusammenstellen. Perfekte Sandwiches mit Rohkost kombinieren. Oder zu Hause vorkochen und am Arbeitsplatz in der Mikrowelle erhitzen. Aber wer hält das schon täglich durch?

Nehmen Sie an ein bis zwei festgelegten Tagen Ihre ausgewogene Mittagsmahlzeit mit: viel Salat mit einer eiweißreichen Einlage wie Ei, Thunfisch, Hühnerbrust oder fettarmem Feta. Das Dressing kommt in der Flasche extra mit. Oder deponieren Sie im Büro Essig, Öl, Salz und Pfeffer. Das macht es noch einfacher. Beginnen Sie gleich am Montag: Dann können Sie am Sonntagabend schon alles herrichten und die Woche perfekt beginnen. Als zweiter Termin bietet sich der Freitag an – als guter Start ins Wochenende.

Aber man wird schnell zum Eigenbrötler, wenn man seine »Extrawurst« immer alleine isst. Deshalb sollten Sie in der übrigen Woche ruhig mit Kollegen und Freunden gemeinsam in die Mittagspause gehen. Ist der Treffpunkt ein Fast-Food-Restaurant oder eine Dönerbude, wird es schwierig. Aber selbst dort gibt es akzeptable Alternativen, vom Döner auf dem Teller ohne Pommes und viel Rohkost bis zum »Big Salad« mit ganz einfachem Burger. Fatal sind allerdings Sandwiches, Pizzataschen, überbackene Baguettes, Pommes mit Mayonnaise, Bratwurst oder süße Teilchen!

Im besten Fall gibt es eine Betriebsverpflegung, sprich Kantine. Natürlich existieren hier enorme Unterschiede. Aber selbst bei einer mittelmäßigen Qualität lässt sich eine gute Auswahl treffen, wenn Sie ein paar Grundregeln beachten. Und noch etwas: Nehmen Sie aktiv Einfluss auf ein gutes Angebot Ihrer Kantine. Eine Argumentationshilfe gegenüber der Geschäftsleitung sind die »Qualitätsstandards für die Gemeinschaftsverpflegung« der Deutschen Gesellschaft für Ernährung (mehr Informationen unter www.jobundfit.de).

simplify-Tipp
Gönnen Sie sich pro Woche ein bis zwei perfekte Lunchboxen von zu Hause. Essen Sie an den übrigen Tagen mit den Kollegen. Aber treffen Sie Ihre Auswahl in der Kantine bewusst.

Salat am besten mit Essig und Öl

Dressings können echte Kalorienbomben sein. Gerade, wenn sie cremig sind, sieht man ihnen das nicht an: Ein Esslöffel Mayonnaisedressing liefert 100 Kalorien – so viel wie eine ganze Scheibe Brot! Ein Esslöffel Thousand-Island-Dressing bringt immerhin mit 40 Kalorien so viel wie drei Schokoladenstückchen auf die Hüfte. Vinaigrette dagegen hat nur halb so viel Energie! Ein weiterer Vorteil: Dickflüssige Dressings bleiben an jedem Blättchen hängen, während eine klare Essig-Öl-Vinaigrette abperlt und nur zum Teil in unserem Magen landet. Außerdem enthält einfaches Raps- oder Olivenöl gerade die lebensnotwendigen Fettsäuren, die unser Körper braucht. Cremige Dressings dagegen bestehen oft aus Sahnigem mit ungünstigen Fetten und zusätzlich einem Berg von Zusatzstoffen.

Wer auswärts isst, sollte deshalb lieber wie die Italiener das Dressing aus Öl, Essig, Salz und Pfeffer selber mixen. Die meisten Kantinen stellen die Flaschen ans Salatbüfett – und das ist gut so.

Noch kurz zur guten Salatauswahl: Blattsalate sind am kalorienärmsten und bilden die gute Grundlage. Paprika, Tomaten, Zwiebeln, Karotten, Weiß- und Rotkraut, Zucchini und Hülsenfrüchte ergänzen den Mix durch etwas mehr Kohlenhydrate und eine Menge Vitamine und Mineralstoffe.

Kartoffeln, Reis, Mais und Nudeln sind eher Sättigungsbeilagen – die sollten Sie nur zusätzlich nehmen, wenn der Salat das Hauptgericht ist. Das gilt auch für eiweißreiche Beilagen wie Kerne, Nüsse und Samen, harte Eier, Thunfisch, Schinken, Wurst oder Käse – weil diese meist auch reichlich Fett enthalten, sollten Sie davon nicht mehr als zwei bis drei Esslöffel nehmen.

simplify-Tipp
Machen Sie Ihren Salat einfach selbst mit Essig, Öl, Salz und Pfeffer an.

Bevorzugen Sie klare Suppen

Kantinen bieten häufig Vorsuppen an. Wenn das klare Brühen sind – wunderbar, greifen Sie ruhig zu, denn die füllen den Magen ausgesprochen kalorienarm. Lassen Sie sich Dünnes von oben geben, denn reichlich Nudeln machen die Leichtigkeit zunichte. Gemüseeinlagen oder Eiweißreiches wie Hühner- oder Rindfleisch sind bestens. Doch Flädle, Backerbsen oder Grießnockerln zählen neben Pasta zu den Sättigungsbeilagen. Mit ihnen ist es dann oft keine Vorspeise mehr, sondern ergibt zusammen mit einem Salat eine vollständige Mahlzeit.

Das gilt auch für gebundene Suppen – von Kartoffel- über Gemüsecreme- bis Gulasch- oder Grünkernsuppe: In ihnen sind eine Menge leerer Kalorien versteckt, und vom gesunden Gemüse bleibt meist nur der Name. Selbst bei Eintöpfen mit Hülsenfrüchten wie Linsen oder Erbsen sorgen Würstchen oder Speck dafür, dass die Kalorien explodieren.

Lassen Sie die Fettmacher beiseite, dann haben Sie eine ideale Diätmahlzeit: Suppen und Eintöpfe haben durch ihre Konsistenz einen hohen Wassergehalt und sind deshalb im besten Fall nicht so kalorienreich wie feste Nahrung. Das ist ja auch das Geheimnis der magischen Kohlsuppe!

simplify-Tipp

Je flüssiger ein Gericht, desto kalorienärmer ist es. Bevorzugen Sie als Vorsuppe klare Brühen. Als Hauptgericht sind alle Suppen und Eintöpfe geeignet.

Verzichten Sie auf Frittiertes, Paniertes und Überbackenes

Frittieren eignet sich hervorragend zum schnellen Erhitzen vieler Portionen in kurzer Zeit. Und dank einer Panierung trocknen Fleisch und Fisch nicht aus, sondern wirken immer frisch. Aufläufe wiederum lassen sich lange warm halten. Es gibt also Gründe, warum man solche Gerichte gehäuft in der »Gemeinschaftsverpflegung« findet. Aber Vorsicht: Frittiertes, Paniertes und Überbackenes strotzen im Allgemeinen vor Fett – und zum überwiegenden Teil handelt es sich dabei um gesättigte Fettsäuren. Lassen Sie lieber die Finger davon.

Halten Sie sich lieber an Sichtbares und Pures: Fleisch und Gemüse ohne dicke Creme- oder Panadeschichten. Nicht nur Ihre Figur, auch Ihr Magen wird Ihnen das danken.

Seien Sie skeptisch gegenüber vegetarischer Kantinenkost

Gerade Kantinen bieten gern vorgefertigte Bratlinge, Nudelauf-läufe oder Ausgebackenes an. Lassen Sie sich nicht weismachen, ein vegetarisches Menü sei besonders kalorienarm und leicht. Meist ist leider das Gegenteil der Fall: Viel Getreide, mächtig sah-nige Käsekomponenten und viel Bratfett machen Gemüseburger oder -lasagne zur schweren Kost.

Aber bitte *ohne* Sahne, Sauce oder Mayo!

Mayonnaise ist Öl, das mit Eigelb cremig geschlagen wird; Sauce hollandaise besteht aus Butter, die ebenfalls mit Ei schaumig gequirlt ist: Fett pur. Für Béchamelsauce wird Mehl in Fett an-geschwitzt, mit Milch oder Brühe gelöscht und mit Sahne abge-schmeckt – das ist nur geringfügig kalorienärmer.

All diese Saucen gibt es auch als kalorienreduzierte oder fett-arme Varianten. Doch auch dann enthalten sie sehr viel »leere« Kohlenhydrate. Und weder in der Kantine noch in der Gastro-nomie wissen Sie, welche Fettstufe Sie da vor sich haben. Das wunderbarste Gemüse wird zu Mastfutter, wenn es in einer di-cken Sahnesauce schwimmt! Das magerste Steak wird zum Dick-macher, wenn es üppig mit Kräuterbutter oder Sauce bearnaise garniert ist. Und ein Krabbensalat mit Cocktailsauce ist auch nicht mehr besonders leicht.

Wer selbst kocht, kann cremige Dressings auch mit Joghurt und einem Tropfen gutem Öl mixen. Aber in Kantine oder Restaurant haben Sie keine Chance, hinter die Kulissen zu schauen. Lassen Sie deshalb die Saucenkelle sinken und nehmen Sie lieber eine doppelte Portion Gemüse pur. Für den Geschmack können Sie einen Teelöffel Olivenöl darüberträufeln – oder auch einen Stich Butter. Da haben Sie klare Verhältnisse und die Menge im Griff. Außerdem sparen Sie sich die Zusatzstoffe, die auch in der Gastronomie in Saucen landen.

simplify-Tipp
Essen Sie Gemüse und Beilagen mit einem Tropfen kalt gepresstem Öl oder einem Stich Butter statt mit Sahne.

Das beste Dessert: Ein Espresso oder ein Cappuccino

In Kantinen gehören Desserts zum Standard. Doch brauchen Sie wirklich täglich ein komplettes Menü? Das schlägt sich schnell auf den Hüften nieder. Und nicht nur das: Meist handelt es sich bei den süßen Nachspeisen um angemixte Instantcremes oder -puddings: ausschließlich Zucker, Stärke und Aromastoffe.

Sparen Sie sich das. Machen Sie es wie die Italiener: Schließen Sie das Mittagessen mit einem Espresso, Kaffee oder Cappuccino ab. Den können Sie auch mit einem Löffel Zucker süßen – nach einer vollen Mahlzeit bewegt das den Blutzuckerspiegel kaum. Vor allem nimmt Ihnen das den Süßhunger – und das Koffein hilft Ihnen übers Mittagstief hinweg. Im Restaurant wird dazu oft Konfekt gereicht: Nehmen Sie einen Keks, mehr brauchen Sie nicht. Am besten, Sie bestellen die süßen Hupferl gleich ab.

Wenn Sie unbedingt noch etwas Süßes brauchen, ist eine Kugel Sorbet ein perfekter Abschluss, ebenso Obst, das in Kantinen ja häufig angeboten wird. Aber bitte nicht als Kompott. Nehmen Sie die ganze Frucht. Die können Sie sich auch bis zur Nachmittagspause aufheben.

simplify-Tipp
Ersetzen Sie das Dessert durch eine Kaffeespezialität: Das nimmt
den Süßhunger und macht wieder wach. Frisches Obst ist die noch
gesündere Alternative!

simplify-Idee: Trinken Sie regelmäßig

Menschen sind keine Kamele: Wir können wohl Kalorien in Form von Fett speichern – aber wir haben keine Möglichkeit, Flüssigkeit zu bevorraten. Ohne Essen kommen wir bis zu 30 Tagen aus, doch ohne Wasser nur zwei, maximal vier Tage. Wichtig ist vor allem, die Flüssigkeitsaufnahme über den ganzen Tag zu verteilen: »Stoßtrinken« bringt nichts, weil der Überschuss nach kurzer Zeit ausgeschieden wird.

Man findet unterschiedliche Angaben, wie viel Flüssigkeit wir pro Tag brauchen – mitunter ist von zwei bis sogar drei Litern pro Tag die Rede. Tatsächlich beträgt unser täglicher Bedarf knapp 1,5 Liter. Die unterschiedlichen Mengenangaben haben ihren Grund darin, dass die Deutsche Gesellschaft für Ernährung (DGE) tatsächlich in ihren »Referenzwerten für die Nährstoffzufuhr« die Gesamtwasseraufnahme mit 2,65 Litern angibt. Aber wir nehmen durchschnittlich bereits 875 Milliliter über feste Nahrung auf – und je mehr Obst, Gemüse, Salate und Suppen Sie essen, desto höher ist dieser Anteil. Außerdem bildet unser Stoffwechsel selbst durch seine Reaktionen im Körper nochmals etwa 335 Milliliter Wasser. Also bleiben gerade mal noch 1,44 Liter, die wir trinken müssen. Und der Clou: Ihren Kaffee und Tee dürfen Sie durchaus mitzählen. Diese Menge dürfte so von den meisten Menschen zu schaffen sein.

Lassen Sie sich nicht verwirren von Berichten über die dramatischen Folgen der Austrocknung. Diese Gefahr besteht im Grunde nur bei sehr alten oder geistig verwirten Menschen und bei kleinen Kindern, vor allem bei Brechdurchfall. In unserem Alltagsleben sind wir kaum davon betroffen. Auch wenn Sie mal drei Stunden lang keine Flüssigkeit zu sich nehmen, passiert kein Unglück.

Wenn Sie allerdings regelmäßig und in großen Mengen das Falsche trinken, dann geschieht doch etwas Unerwünschtes: Dann werden Sie nämlich dick.

simplify-Tipp
Trinken Sie ungefähr 1,5 Liter Flüssigkeit über den Tag verteilt – möglichst kalorienfrei.

Trinken Sie Wasser!

Wasser ist und bleibt unsere Flüssigkeitsquelle Nummer eins! Das trank schon der Steinzeitmensch, und unser Körper ist seither darauf gepolt, in Getränken keine Kalorien zu vermuten. Noch vor 80 Jahren stand in fast jeder Schule und auf jedem Bahnhof ein Trinkbrunnen – eine wunderbare Möglichkeit, hygienisch und zum Nulltarif den Durst zu stillen. Stattdessen gibt es nun überall nur noch Limoautomaten: Trinken ist teuer und kalorienreich geworden.

Was die Kalorien angeht, ist es völlig egal, ob Sie Leitungswasser oder Mineralwasser trinken. Leitungswasser ist um einiges günstiger als Wasser aus der Flasche: Ein Kubikmeter – also genau 1 000 Liter – kostet uns durchschnittlich rund 2 Euro. Es kommt meist aus der Region und ist bestens kontrolliert und aufbereitet. Sie müssen es weder bis in den vierten Stock schleppen noch Kistenweise im Flur lagern – die Quelle liegt direkt in Ihrer Wohnung! Die meisten Mineralwasser haben allerdings einen höheren Mineralstoffgehalt. Das ist gut für ältere Menschen, die in ihre kleinen Portionen ein Maximum an Nährstoffen packen sollten. Für alle anderen ist und bleibt Trinkwasser die einfachste Lösung.

Im Sommer schmeckt es am besten kalt – stellen Sie es also eventuell für eine Stunde in den Kühlschrank oder sorgen Sie für einen Eiswürfelvorrat. In der kalten Jahreszeit hingegen ist heißes Wasser nicht nur in der Badewanne ein Genuss: In der ayurvedischen Ernährung wird Wasser eigentlich nur heiß getrunken. Das machte es salonfähig – Sie können heute in jedem Restaurant heißes Wasser bestellen, ohne ein Stirnrunzeln zu ernten.

simplify-Tipp
Drehen Sie den Wasserhahn auf, wenn Sie durstig sind – einfacher und besser geht es nicht!

Meiden Sie die süßen, bunten Limonaden

Die Deutsche Gesellschaft für Ernährung bewertet Getränke, die über 7 Prozent Kohlenhydrate enthalten – das entspricht 28 Kalorien pro 100 Milliliter, also 280 Kalorien pro Liter –, ernährungsphysiologisch als ungünstig. Denn kalorienreiche Getränke werden verdächtigt, für Übergewicht mitverantwortlich zu sein: Sie machen nicht satt, obwohl man eine Menge Kalorien zu sich nimmt, manchmal entspricht das gar einer kompletten Hauptmahlzeit.

Da man aber schließlich auch noch essen will, ist für Getränke ein Kaloriengehalt von null eigentlich am besten. Das lässt sich bei Erfrischungsgetränken allerdings nur mit künstlichen Süßungsmitteln erreichen – die ja nun auch umstritten sind (siehe den Abschnitt über Süßungsmittel auf Seite 68).

Zusätzlich finden sich in den meisten Limonaden Aromen, Farbstoffe und alle möglichen anderen Zusätze. Das sind alles Dinge, die Sie überhaupt nicht brauchen – auch wenn es sich um zugefügte Vitamine handelt: Mit künstlich zugesetztem Vitaminen C und Betakarotin sind wir ohnehin bestens versorgt.

Entdecken Sie den Geschmack von Tee

In den letzten Jahren ist das Angebot an Teesorten nahezu explodiert. Die unterschiedlichsten Mischungen ergänzen den klassischen schwarzen Tee und die einheimischen Kräutertees. Entsprechend schwer ist die Entscheidung.

Grundsätzlich sollten Sie Instanttees meiden – sie bestehen zu fast 100 Prozent aus Zucker. Ob Sie Tee lieber mit oder ohne Koffein trinken, liegt bei Ihnen. Koffeinhaltig sind schwarzer und grüner Tee, auch wenn sie aromatisiert sind. Koffeinfrei sind Roibuschtee und alle Kräuter-, Yogi-, Früchte- und Gewürztees. Wenn Sie Tee häufig zum Essen trinken, lassen Sie alle aromatisierten Teemischungen links liegen – sie bringen nur Ihren Geschmackssinn durcheinander.

Die Auswahl an Tees ist so groß, dass Sie ganze Küchenschränke damit füllen könnten. Kaufen Sie darum zum Probieren immer nur eine kleine Menge. Was Ihnen nicht schmeckt, werfen Sie sofort weg! Sonst haben Sie bald lauter Teeleichen im Schrank. Einen koffeinhaltigen Lieblingstee und eine koffeinfreie Sorte sollten Sie als Vorrat dahaben, ebenso Fencheltee für Magenprobleme. Alles übrige ist Genuss – und zwar ohne Reue.

Trinken Sie Ihren Tee möglichst ohne Süße. Nichts gegen eine Tasse mit einem kleinen Löffel Zucker oder Honig in der Früh – aber wenn Sie die ganze Kanne süßen, landet das auf Ihren Hüften! Wenn Sie verschiedene Kräuter geschickt miteinander kombinieren, bekommt der Tee von sich aus ein liebliches Aroma.

Schwarzem und vor allem grünem Tee wird eine schützende Wirkung für Herz, Knochen und Blutgefäße zugeschrieben. Außerdem sollen sie eine antioxidative Wirkung entfalten: Sie binden freie Radikale an sich, die sonst die Körperzellen angreifen könnten. Am gesündesten scheint Schwarztee ohne Milch zu sein: Forscher der Charité in Berlin fanden heraus, dass Milch die positive Wirkung des Tees auf die Blutgefäße blockiert. Englische Studien ergaben aber keine Hemmung der antioxidativen Wirkung. Letzten Endes sollte Ihr Geschmack entscheiden.

simplify-Tipp
Genießen Sie die Vielfalt von Tee –
aber ohne Aromen und ohne süßende Zusätze.

Kaffee – am besten ohne Zucker

Lange Zeit war Kaffee als Flüssigkeitsräuber verschrien und durfte nicht in die tägliche Trinkmenge hineingerechnet werden. Doch mittlerweile ist klar: Kaffee trägt ebenso wie Wasser zur Flüssigkeitsversorgung bei. Die entwässernde Wirkung wird durch die Nieren reguliert, und bei »Gewohnheitstrinkern« tritt die Wirkung gar nicht mehr auf.

Ob Sie Kaffee traditionell heiß aufbrühen oder mit hohem Druck aus der Espressomaschine fließen lassen – das ist Geschmackssache. Wichtiger ist, wie Sie den Kaffee trinken. Auch bei Kaffee gilt: lieber ohne Zucker. Wer es unbedingt süß mag, kann stattdessen zu Süßstoff greifen. Milch dagegen wirkt sich positiv aus: Sie macht die Kaffeesäure besser verträglich. Aber nehmen Sie nur Milch mit maximal 3,5 Prozent Fett. Kaffeesahne oder Kondensmilch sind zu fett, und manche Sorten sind zusätzlich gesüßt.

Ganz fatal sind Instant-Kaffeespezialitäten: Sie bestehen zu einem großen Teil aus Zucker und können genau die Kalorien zu viel liefern, die zum Übergewicht führen. Gegen einen Hauch echtes Kakaopulver auf dem Cappuccino ist dagegen nichts einzuwenden.

simplify-Tipp
Trinken Sie Kaffee pur, mit Milch oder mit Süßstoff. Meiden Sie Instant-Kaffeespezialitäten.

Saft ist nicht gleich Saft

Der Fruchtsaftverbrauch ist in Deutschland seit 1950 von 1,9 Liter pro Kopf und Jahr auf über 40 Liter gestiegen – besonders in den gesundheitsbewussten achtziger Jahren ist der Konsum geradezu explodiert.

Neben reinem Fruchtsaft aus 100 Prozent Saft, der reich an Vitaminen, Mineralstoffen und Bioaktivstoffen ist, gibt es jedoch auch weit weniger wertvollen Fruchtnektar mit 25 bis 50 Prozent Fruchtsaft und die limonadenähnlichen Fruchtsaftgetränke mit nur 6 bis 30 Prozent Saft – der Rest besteht aus Wasser, Zucker und Aroma.

Saft ist also nicht gleich Saft – und er ist auch nicht immer gesund. Wir sind heute dank üppig gedeckter Tische und angereicherter Lebensmittel mit vielen Vitaminen mehr als gut versorgt. Da Vitamine in hohen Dosen jedoch auch schaden können, haben Wissenschaftler der EU erstmals definiert, bis zu welchen Tagesmengen Vitamine unbedenklich sind. Besonders kritisch: Betakarotin, die Vorstufe zu Vitamin A. Hohe Mengen davon steigern bei Rauchern das Lungenkrebsrisiko. Die Deutsche Gesellschaft für Ernährung empfiehlt deshalb, nicht mehr als 10 Milligramm Betakarotin täglich aufzunehmen. Vitamin A selbst kann bei Mengen über 3 Milligramm pro Tag zu Lebererkrankungen führen, bei Schwangeren besteht die Gefahr einer Schädigung des Ungeborenen.

Wählen Sie darum lieber puren Saft. Achten Sie auf die Angabe »Direktsaft«, der wurde nach dem Pressen und Keltern filtriert und im Idealfall direkt in Flaschen gefüllt (Saft aus Konzentrat wird zunächst verdickt und dann wieder mit Wasser aufgefüllt), und sehen Sie nach, ob Zusatzstoffe zugesetzt sind. Ist es lediglich Ascorbinsäure (Vitamin C), ist gegen ein Glas nichts einzuwenden. Noch besser: Verdünnen Sie den Saft mit Mineralwasser.

Am besten ist frisch gepresster Saft – vor allem im Winter: Eine Überdosierung ist hier ausgeschlossen, und als Extra-Bonus liefert der natürliche Mix viele andere Stoffe, die den Körper schützen und stärken. Wer auf seine Linie achtet, kann aber auch einfach die Schale einer unbehandelten Zitrone oder Orange spiralig abschälen und in den Wasserkrug hängen: Das Zitronenaroma sitzt nämlich in der Schale – ganz kalorienfrei.

simplify-Tipp
Trinken Sie nur Direktsäfte ohne Zusätze und nicht mehr als ein Glas (0,2 Liter) pro Tag – am besten mit Mineralwasser gespritzt. Oder pressen Sie Ihren Saft selbst, das ist am gesündesten.

Vor 18 Uhr kein Alkohol!

Auch wenn Sie auf Ihre Linie achten: Alkoholische Getränke sind Ihnen nicht verboten. Schließlich sollen Sie Ihre Ernährung vereinfachen – und nicht zum Gesundheitsapostel werden. Alkohol ist aus unserem geselligen Leben nicht wegzudenken. Deshalb ist es kaum durchzuhalten, vollständig auf Alkohol zu verzichten – es sei denn, Sie sind fest davon überzeugt, dass Sie es so wollen. Außerdem bieten vor allem Wein, Sekt oder Champagner – in Maßen getrunken – ein großes Genusserlebnis. Und Alkohol in kleinen

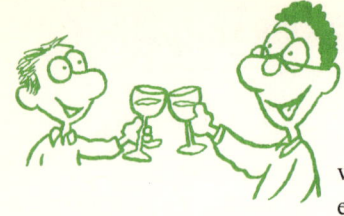

Mengen hat darüber hinaus gewisse gesundheitliche Vorteile: So soll er Arteriosklerose vorbeugen.

Aber sobald die Menge steigt, überwiegen die Nachteile: Bestimmte Krebserkrankungen werden durch Alkohol gefördert, die Leber leidet, der Blutdruck steigt – und leider oft auch das Gewicht. Denn alkoholische Getränke sind kalorienreich. Besonders viel enthalten die hochprozentigen Spirituosen wie Wodka, Whiskey, Rum, Tequila und Liköre – erst recht, wenn sie im Cocktail mit süßem Sirup oder Sahne gemixt werden. Darauf sollten Sie lieber verzichten.

Bier wird, da es nicht so alkoholhaltig ist, meist in größeren Mengen getrunken. Und dann macht es unweigerlich dick. Kaufen Sie nur 0,3-Liter-Flaschen und genehmigen Sie sich höchstens jeden zweiten Tag eine davon – am besten nur am Wochenende. Für Wein und Sekt gelten ähnliche Regeln: maximal jeden zweiten Tag ein Glas, also höchstens 0,2 Liter – je trockener, desto kalorienärmer. Wer mag, spitzt den Wein mit Mineralwasser. Bier und Wein in den angegebenen Mengen liefern ähnlich viel Kalorien wie eine Scheibe Brot – vorausgesetzt, der Wein oder der Sekt ist wirklich trocken, denn sonst wird es schnell mehr.

Das Wichtigste: Kein alkoholisches Getränk vor 18 Uhr und möglichst nie allein! Machen Sie es in Gesellschaft wie Mireille Guiliano, die Autorin des Buches *Warum französische Frauen nicht dick werden*: Nippen Sie an Ihrem Weinglas, lassen Sie sich Mineralwasser nachschenken und reden Sie nicht über Ihre guten Vorsätze. Das weckt nämlich bei den anderen oft den Ehrgeiz, Sie zu mehr zu überreden.

simplify-Tipp
Trinken Sie nie vor 18 Uhr und alleine alkoholische Getränke.

Bringen Sie mehr Bewegung in Ihr Leben!

Bewegung verbraucht Energie, sprich Kalorien. Die Lebensmittelhersteller – vor allem die Produzenten von Süßigkeiten, Snacks und Fast Food – wollen uns weismachen, dass vor allem die Bewegungsarmut schuld am Übergewicht sei. Doch das ist nur die halbe Wahrheit.

Zwar können Sie versuchen, Kaloriensünden durch verstärkte Bewegung auszugleichen – doch das geht nur bis zu einem gewissen Grad: Um eine Bratwurst zu verbrennen, müssen Sie rund 25 Minuten joggen – bei einem großen Eisbecher sind es schon knapp anderthalb Stunden. Wer hat schon die nötige Zeit dafür – von der Kondition mal ganz abgesehen?

Mit anderen Worten: Die Tüte Chips vor dem Fernseher und den Apfelkuchen mit viel Sahne können Sie kaum mit Bewegung abarbeiten. Unsere Lebensmittel sind einfach zu konzentriert und zu einfach zu essen, um nur durch mehr Sport ausgeglichen zu werden. Darum heißt die Lösung: *weniger* essen, *mehr* bewegen.

Früher war Bewegung selbstverständlich, doch heute sorgen Fahrzeuge und Maschinen dafür, dass wir kaum noch einen Finger krümmen müssen. Laut der sogenannten Mannheimer Studie gingen die Menschen in Mannheim noch vor 100 Jahren bis zu 19 Kilometer am Tag zu Fuß, heute kommen manche nur noch auf 700 bis 800 Meter. Die meisten Menschen verbringen den größten Teil ihrer Zeit im Sitzen: vor dem Computer, dem Fernsehgerät oder im Auto.

Unsere Muskeln sind jedoch nach wie vor dazu geschaffen, genutzt zu werden. Dass wir das nicht mehr tun, hat fatale gesundheitliche Konsequenzen und verstärkt alle negativen Folgen der Überernährung: Übergewicht, Stoffwechselstörungen, Herz-Kreislauf-Erkrankungen, Gelenkbeschwerden. Als Konsequenz aus dieser Fehlentwicklung entstehen immer mehr Fitnessstudios, die reparieren sollen, was der Fortschritt angerichtet hat. Fitnessgeräte für zu Hause und Sportausrüstungen jeder Art überschwemmen den Markt. Bewegung wird zu einer komplizierten Angelegenheit – ohne Pulsmesser, Laufschuhe und Funktionsunterwäsche scheint Joggen nicht möglich. Zum richtigen Walken braucht man Stöcke und Schulungen. Schwimmen tut's nicht – Aquajogging unter Anleitung scheint wirkungsvoller. So kompliziert war es noch nie, sich einfach zu bewegen.

Dass die Fitnesswelle das Problem bisher nicht löst, zeigen die Zahlen. Es steigt nicht nur das Übergewicht, auch Diabetes und Herz-Kreislauf-Krankheiten nehmen zu. Schon Kinder werden zu Couch-Potatoes. In der großen »MoMo«-Studie – das sogenannte Motorik-Modul ist Teil des Kinder- und Jugendgesundheitssurveys des Robert-Koch-Instituts in Berlin) – wurden zwischen 2003 und 2006 rund 4 500 Kinder und Jugendliche getestet. Mehr als einem Drittel der Vier- bis 17-Jährigen gelang es nicht, zwei oder mehr Schritte auf einem Schwebebalken rückwärts zu balancieren. 86 Prozent schafften es nicht, eine Minute lang auf einem Bein zu stehen. Im Weitsprung aus dem Stand verschlechterten sich die Leistungen gegenüber den Werten von 1976 um rund 14 Prozent! Nur die Feinmotorik der Finger ist besser geworden – durch häufiges Computerspielen.

Besinnen Sie sich auf Ihren Körper – auf Ihre Fähigkeiten und Möglichkeiten. Im Sunscreen Song (»Everybody's Free [to wear sunscreen]«) von Baz Luhrmann heißt es: »Enjoy your body. It's the greatest instrument you'll ever own« – »Genieße deinen Körper. Er ist das wunderbarste Werkzeug, das du je besitzen wirst.«

Und genau darum soll es gehen: den eigenen Körper zu respektieren und auf ihn zu hören.

Sie werden erstaunt sein, was Ihnen alles möglich ist und wie schnell sich Ihr Stoffwechsel und Ihr Bewusstsein verändern. Allerdings sollten Sie keine Wunder erwarten: Bewegung kann bewusstes Essen nicht ersetzen. Abnehmen nur durch mehr Bewegung klappt nicht – vor allem nicht bei Frauen. Sie brauchen beides: weniger beziehungsweise besser Essen und mehr Bewegung!

simplify-Idee: Bringen Sie Ihren Alltag auf Touren

Fällt Ihnen das auch auf: Schlanke Menschen scheinen oft agiler zu sein, während die etwas Fülligeren Ruhe verströmen. Wer springt auf, wenn Papier im Drucker fehlt? Oder wenn das Salz nicht auf dem Tisch steht? Wer saust zur Tür, wenn es klingelt? Meist sind es die Dünnen.

Es ist nicht in erster Linie der Sport, der den Unterschied macht, sondern die Bewegung im Alltag. Amerikanische Wissenschaftler konnten das nachweisen: Sie steckten Versuchspersonen in Unterwäsche mit Bewegungssensoren, die jedes Zucken registrierten – egal ob die Probanden sich kratzten, sich im Bett umdrehten oder beim Reden gestikulierten: Alles wurde aufgezeichnet. Das Ergebnis: Die Schlankeren kamen pro Tag auf 2,5 Stunden mehr Bewegung und verbrauchten 350 Kalorien mehr!

Natürlich ist es Temperamentssache, wie lebhaft jemand ist. Aber durch kleine Verhaltensänderungen kann jeder Mensch bis zu 20 Prozent mehr Kalorien täglich verbrennen! Sie müssen dazu nicht auf den Mount Everest klettern oder Mitglied in einem Fitnessstudio werden: Meiden Sie jede Rolltreppe – täglich und immer wieder. Stellen Sie Ihren Drucker ins Nebenzimmer. Benutzen Sie für kurze Distanzen ein Fahrrad. Die Summe aller Aktivitäten macht Sie gesund und schlank.

Dazu müssen Sie allerdings Ihre Wohnung oder Ihr Haus bewegungsfreundlich gestalten. Das gilt ebenso für Ihren Arbeitsplatz. Machen Sie aus einem dick machenden Umfeld eine aktivierende Umgebung!

simplify-Tipp
Gestalten Sie Ihren Arbeitsplatz und Ihr Zuhause so, dass Sie sich regen müssen.

Jeder Schritt zählt

Mindestens 6 000 Schritte am Tag sollten Sie gehen. Damit die Pfunde purzeln, sollten Sie sogar 10 000 Schritte täglich anpeilen. Zum Vergleich: Eine Rezeptionistin legt durchschnittlich 1 200 Schritte am Tag zurück, ein Grafikdesigner 1 400 Schritte, eine Managerin 3 000 Schritte, ein Verkäufer 5 000 Schritte, eine Hausfrau mit Kindern 13 000, und Postboten gehen immerhin 18 000 Schritte.

Das klingt ziemlich theoretisch – und keiner kann erwarten, dass Sie ständig Ihre Schritte zählen. Dafür gibt es ein kleines Gerät, das dies für Sie übernimmt. Es wird ganz einfach an die Kleidung geklickt und zählt automatisch jeden Schritt. Positiver Nebeneffekt: Der Schrittzähler dient unbewusst als Motivationshilfe. Dies fanden Forscher der Stanford University in Kalifornien heraus. In einer Studie gingen Teilnehmerinnen und Teilnehmer mit einem Schrittzähler im Durchschnitt 2 500 Schritte mehr als diejenigen ohne. Das entspricht ungefähr 27 Prozent mehr körperlicher Betätigung. Die Teilnehmer mit Schrittzähler konnten in 18 Wochen ihren Body

Mass Index (das Verhältnis von Körpergewicht zu Körpergröße) um 0,4 Punkte senken – bei einer 1,70 Meter großen Person, die 88 Kilo wiegt, sind das 1,25 Kilo! Stellen Sie sich das in Form von fünf Butterpäckchen vor – nur durch ein paar Schritte mehr am Tag!

Folgen Sie Ihren Bewegungsimpulsen

Schicken Sie gern Ihre Mitarbeiter, Kinder oder Ihren Partner los, wenn etwas zu holen oder zu bringen ist? Oder warten Sie ab, bis endlich jemand das Papier im Drucker nachgefüllt hat? Beobachten Sie sich eine Woche lang kritisch. Und danach werden Sie aktiv: Wenn Ihr Blick auf die trockenen Blätter fällt, stehen Sie auf, um die Blumen zu gießen, warten Sie nicht, bis jemand anderes das übernimmt. Holen Sie sich selbst ein Glas Wasser oder laufen Sie in den Keller, um eine neue Flasche Wasser mitzubringen, statt Ihre Kinder oder Ihren Partner zu schicken. Achten Sie auf Ihren ersten Impuls: Wenn etwas getan werden muss, dann tun Sie es.

Bauen Sie sich einen Alltags-Parcours

Stapeln Sie Ihre Vorräte im Küchenschrank? Blockieren Wasser-kästen den Flur? Reserveklopapier das Bad? Sieht Ihr Schlafzim-mer wie ein Lager für Bekleidung aus? Und das alles, obwohl Sie einen Keller, einen Speicher oder eine Garage haben, in der Platz genug ist?

Alles, was Sie dazu zwingt, Wege zurückzulegen, ist gut. Und als Nebeneffekt bekommen Sie mehr Platz in Ihrer unmittelbaren Umgebung. Getränkekis-ten sind tatsächlich besser im Keller oder in der Garage aufgehoben. Konser-ven ebenfalls. Laufschuhe müssen nicht unter dem Bett stehen. Und die Klopapierreserve lagert auch gut im Speicher. Treppauf, treppab und durch alle Räume wie der Parcours eines Reitturniers – das ist die ideale Gestaltung Ihres Umfelds. Einfacher kommen Sie wirklich nicht in Schwung.

simplify-Tipp
Gestalten Sie Ihren Haushalt bewegungsfreundlich:
von kurzen zu langen Wegen. So setzen Sie sich zwangsläufig in
Bewegung und schlagen dem inneren Schweinehund
ein Schnippchen.

Weg mit jeder Fernbedienung

Dass es Ihrer Figur und Ihrer Fitness nachweislich guttut, wenn Sie weniger Zeit vor dem Fernseher oder Computer verbringen, haben wir bereits angesprochen. Doch auch die Zeit, die Sie tatsächlich vor dem Fernseher verbringen, lässt sich bewegungsintensiver ge-stalten: ohne Fernbedienung. Wenn Sie für jedes Umschalten aufstehen und zum Gerät gehen müssen, kommen ganz schnell noch mal 500 Schritte extra zusammen.

Das gilt auch für Lichtschalter oder die Automatik von Rollläden oder Garagentor. Ich weiß, es ist ungewohnt, den Alltag »anstrengender« zu gestalten. Schließlich hat sich die Technik rastlos in die umgekehrte Richtung entwickelt: einfacher, bequemer und schneller. Doch wohin das führt, zeigt die Gewichtsentwicklung in den westlichen Ländern.

Am besten, Sie legen die Fernbedienung ganz außer Reichweite, etwa im Zimmer nebenan oder auf dem Regal am anderen Ende des Raumes. Allerdings sollten Sie diese nach jeder Bedienung dort wieder ablegen.

simplify-Tipp
Legen Sie Ihre Fernbedienungen weit weg –
das bringt Sie alltags ganz automatisch in Bewegung.

Telefon und Handy – an einem Ort

Das Festnetztelefon ist heute meist schnurlos und ebenso wie das Handy in der Regel in Reichweite. Wahrscheinlich müssen Sie nicht mal aufstehen, um ein Gespräch entgegenzunehmen. Und das ist schlecht.

Deponieren Sie Ihr Handy und Ihr Festnetztelefon an einem Ort in der Wohnung, an dem Sie gerne stehen, zum Beispiel am Fenster. Und dort bleibt es dann auch. Das hat zwei Vorteile: Sie müssen aufstehen, um zu telefonieren, und können während des Gesprächs etwas herumgehen: schon wieder ein paar zusätzliche Schritte!

Außerdem ist Ihre Stimme voller und Ihr Gespräch flüssiger, wenn Sie währenddessen in Bewegung sind und aufrecht stehen. Das gilt übrigens auch am Arbeitsplatz!

Aktivieren Sie Ihren Büroalltag

Wenn Sie überwiegend im Sitzen arbeiten, werden Sie wahrscheinlich pro Tag nur 1 300 bis 1 500 Schritte gehen. Ist Ihr Arbeitsplatz hocheffizient gestaltet, sodass Sie sich nur noch auf Ihrem Bürostuhl um die eigene Achse drehen müssen, um die Routineaufgaben zu erledigen, sind es vielleicht noch weniger.

Die rollbare Hängeregistratur, der U-förmige Schreibtisch, das Telefon schwebend in Augenhöhe – die Designer der Neuzeit versuchen alles, um jeden Schritt und jede Bewegung überflüssig zu machen. Die Idee dahinter: Je weniger Zeit mit Wegen verloren geht, desto effizienter wird gearbeitet. Dass das nicht stimmt, wissen wir schon längst: Bewegung verbessert die Durchblutung im Gehirn und beflügelt Denkprozesse. Außerdem führt das stundenlange Sitzen zu Verspannungen, Rückenproblemen, Muskelverkürzung – und Übergewicht.

Der amerikanische Endokrinologe und Professor für Ernährungswissenschaften Dr. James Levine von der Mayo-Klinik setzt die Erkenntnisse der Vorteile gesteigerter Alltagsbewegung in seinem Büro um: Es gibt keine Stühle, wohl aber Fitnessgeräte, auf denen gelaufen oder gestrampelt werden kann. Gearbeitet wird vorwiegend im Stehen. Das ganze Büro ist in Bewegung.

Ganz so extrem müssen Sie Ihr Arbeitsumfeld nicht umgestalten. Aber ein paar Veränderungen sind sicher möglich: Drucker, Faxgerät und Kopierer sollten in anderen Räumen untergebracht sein, das bringt nicht nur mehr Bewegung, sondern vermindert auch mögliche Schadstoffe in der Raumluft des Büros.

Wechseln Sie häufiger Ihre Sitzposition, stehen Sie zum Telefonieren auf. Setzen Sie sich auch für jeden noch so kurzen Weg in Bewegung. Holen Sie sich Ihren Kaffee selbst. Benutzen Sie für Fragen, Terminabsprachen oder Besprechungen nicht das Intra- oder Internet, sondern gehen Sie kurz bei Ihrem Kollegen oder der Kollegin vorbei. Nehmen Sie die Treppe statt den Aufzug!

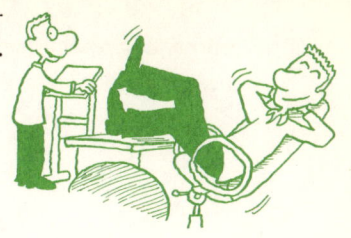

simplify-Tipp
Ebenso tabu wie Süßigkeiten in der Schublade: Wasservorräte auf dem Schreibtisch. Stehen Sie lieber jedes Mal auf, wenn Sie eine neue Flasche brauchen.

Trainieren Sie unsichtbar mit isometrischen Übungen

Jede Muskelaktion verbraucht Energie und baut Muskelmasse auf – auch wenn sie nicht mit einer größeren Bewegung verbunden ist. Die progressive Muskelentspannung arbeitet zum Beispiel damit. Isometrische Übungen werden nach demselben Prinzip durchgeführt: Ein Muskel wird stark angespannt und anschließend wieder entspannt. Frauen lernen das häufig in der Geburtsvorbereitung, um die Beckenbodenmuskulatur zu stärken. Doch Sie können auf diese Weise jeden Muskel trainieren – Spannung kurz halten und dann wieder loslassen.

Das verbraucht Kalorien, regt die Durchblutung an und fördert die Bildung neuer Muskelfasern. Gerade wer im Großraumbüro sitzt, an langen Besprechungen teilnimmt oder viel reisen muss, kann sich nur wenig bewegen. In diesen Fällen tut Isometrie gut. Im Internet finden Sie eine Vielzahl von Anwendungen, vor allen Dingen fürs Büro.

Aktiv warten

Nervt es Sie zu warten? An der Kasse, an der Haltestelle,
am Schalter von Post, Bahn oder Amt? Beim Arzt oder
bei einer Sicherheitskontrolle? Nutzen Sie die Zeit und
werden Sie nicht nervös – gerade das Warten können
Sie mit isometrischen Übungen oder intensiver, aber
unauffälliger Gymnastik füllen. So vertreiben Sie sich die
Zeit, verringern den Wartestress – und füllen Ihr Bewe-
gungskonto.

Mit dem Fahrrad zur schlanken Silhouette

US-Forscher stellten in einem internationalen Ländervergleich fest:
Je mehr aktiv bewältigte Wege zu Fuß oder mit dem Rad, desto
weniger Übergewichtige. In den Niederlanden oder Dänemark
zum Beispiel legen Menschen im Jahr für Kurzstrecken über 1 000
Kilometer per Pedes oder per Pedale zurück. Diese Gesellschaften
haben weniger Probleme mit Übergewicht. Die Deutschen kommen nur auf ungefähr 660 Kilometer. In den USA sind es pro Jahr
nur rund 180 Kilometer! Dementsprechend hoch ist die Anzahl
der Übergewichtigen.

Für den persönlichen Bewegungsspielraum ist mitbestimmend,

wie die Architektur, die Verkehrsorganisation, die Topographie, die Geschichte eines Landes ist. Holland ist flach, dicht besiedelt, der öffentliche Nahverkehr ist bestens organisiert, und Radfahren ist das anerkannte Fortbewegungsmittel Nummer eins! Darauf sind Radwege, Haltestationen an Bahnhöfen und die Verkehrsregeln abgestellt. Es wird den Menschen leicht gemacht, zu radeln und öffentliche Verkehrsmittel zu benutzen.

In Deutschland ändern sich inzwischen die Verhältnisse: Städte werden fahrradfreundlicher, der Nahverkehr wird aufgewertet, und wer viel zu Fuß geht, gewinnt Anerkennung.

Steigen Sie auf Ihrem Weg zur Arbeit täglich eine Station früher aus dem Bus oder der Straßenbahn, um die restliche Strecke zu gehen. Das bringt mehr, als einmal in der Woche ein Fitnessstudio zu besuchen, und ist einfacher.

Auch wer jeden Tag mit dem Rad zur Arbeit fährt oder seine Einkäufe erledigt, bleibt dauerhaft in Bewegung, schont dabei seine Gelenke und trainiert an der frischen Luft. Ist beispielsweise der Arbeitsplatz 5 Kilometer von zu Hause entfernt, bringt man es ganz nebenbei auf immerhin 200 Kilometer im Monat. Außerdem fördert Radfahren die Koordination, und das wiederum kommt dem Gehirn zugute. Sportmediziner empfehlen, einen kleinen Gang zu wählen und die Trittfrequenz höher zu halten: Etwa 60 Pedaltritte pro Minute sind ideal.

simplify-Tipp

Nehmen Sie das Fahrrad für Strecken ab einem Kilometer, das Auto erst, wenn es mehr als 10 Kilometer sind! Wer seine Wege gewohnheitsmäßig mit dem Fahrrad erledigt, spart Zeit, verliert Fett und steigert sein Wohlbefinden.

Die Wäsche auf die Leine, die Waschmaschine in den Keller

Der Bungalow und die kleine »Frankfurter Küche«, bei der man sich nur um die eigene Achse drehen konnte, die »Durchreiche« zum Esszimmer: Das alles waren Errungenschaften der sechziger Jahre. Die Idee: Die Arbeit der Hausfrau sollte nach ähnlichen Kriterien effizienter und leichter werden wie in der Industrie. Es kamen die Wasch- und die Spülmaschine, der Wäschetrockner und die Dampfbügelstationen dazu.

Der Haushalt ist heute mit viel weniger körperlichem Einsatz und in kürzerer Zeit zu bewältigen als noch vor 40 Jahren. Die negative Konsequenz: Der Kalorienverbrauch ist enorm gesunken, die natürliche Bewegung kommt zu kurz. Natürlich müssen Sie jetzt nicht die Hausarbeit wie vor 100 Jahren nur von Hand erledigen, aber ein paar Dinge lassen sich schon verändern, um wieder mehr Körperenergie zu verbrennen.

Wenn das Wetter und die Wohnsituation es zulassen, hängen Sie die Wäsche draußen zum Trocknen auf die Leine. Das Ozon der Sonne reinigt die Wäsche zusätzlich, den natürlichen Duft gibt's zum Nulltarif und ohne schädliche Nebenwirkungen – und Sie verbrauchen ein paar Kalorien mehr. Wenn Sie eine Waschküche im Keller haben, stellen Sie Ihre Waschmaschine da hinein statt in das Badezimmer oder die Küche! Sie gewinnen Wohnraum und Bewegung!

simplify-Tipp
Hängen Sie die Wäsche auf, statt sie in den Trockner zu packen: Das schont die Wäsche, macht sie frischer und bringt Sie in Bewegung.

Betreiben Sie Power-Putzen

Auch beim Putzen erspart die Technik körperlichen Einsatz. Das lässt sich auch anders gestalten. Keine Angst: Sie müssen dafür nicht auf den Staubsauger verzichten. Aber muss es ein Feuchtreiniger sein?

Reinigung ist immer eine Mischung aus der Wirkung von Putzmitteln und physikalischem Einsatz in Form von Druck und Reibung. Sparen Sie an Reinigungsmitteln und setzen Sie mehr Muskelkraft ein: Das Ergebnis ist dasselbe, Sie tun gleichzeitig etwas für die Fitness und die Umwelt. Das gilt übrigens auch fürs Auto: Waschen Sie es lieber selbst, statt es in die Waschanlage zu fahren. Das spart Geld und bringt jede Menge Bewegung!

simplify-Tipp
Weniger Chemie und mehr körperlicher Einsatz beim Putzen bringt Ihren Kreislauf auf Touren.

Pflegen Sie Ihren Garten »energiefreundlich«

Ein Garten schenkt uns zwei Dinge, die zunehmend verloren gehen: Naturerlebnis und jede Menge körperlichen Einsatz. Den können Sie noch steigern, wenn Sie auf den Maschinenpark verzichten, den Baumärkte und Gartencenter uns andrehen wollen: Statt mit dem Laubbläser unnötig Lärm zu machen, fegen Sie die Blätter lieber zusammen. Verzichten Sie auf den elektrischen Holzspalter, sondern greifen Sie zur Axt. Jäten Sie lieber Ihr Unkraut, statt es zu flämmen – das ist auch für die Kleinstlebewesen des Bodens besser.

Optimieren Sie die Raumtemperatur

Wer sich wenig bewegt, friert schneller und wird darum seine Umgebung wärmer temperieren. Dadurch sinkt der Kalorienverbrauch noch weiter, denn unser Körper wendet Energie auf, um die optimale Temperatur zu halten. Sorgen Sie lieber für eine Zimmertemperatur von 20 Grad Celsius und machen Sie ein paar Aufwärmübungen, wenn es Ihnen fröstelig wird. 20 Grad sind auch die ideale Temperatur für Büroarbeit und ermöglichen optimale Konzentration.

simplify-Idee: Vereinfachen Sie den Sport

Ein wahrer Sporthype scheint uns erfasst zu haben. Immer mehr Fitnessstudios schießen aus dem Boden, Heimtrainer gehören schon fast zur Standardeinrichtung – und doch steigt die Zahl der Übergewichten von Jahr zu Jahr. Einer der Gründe: Sport kann Alltagsbewegung nicht ersetzen – aber sinnvoll ergänzen. Sport kann die Muskelmasse erhöhen. Sie spielt eine wichtige Rolle bei der Fettverbrennung. Sport kann den Gleichgewichtssinn und die Beweglichkeit trainieren. Und er kann ganz gezielt Defizite ausgleichen und Probleme lösen.

Außerdem macht sportliche Bewegung Spaß, fördert Kontakte und Freundschaften, bereichert und steigert das Wohlbefinden. Wir sollten Sport aber nicht zur Zwangsveranstaltung werden lassen: Sie müssen nicht Mitglied in einem Fitnessclub werden und Sie brauchen auch kein teures Equipment dafür.

Auf der Wiese mit Freunden Fußball spielen ist Sport. Mit der Nachbarin morgens zu joggen auch. Eine Bergwanderung mit der Familie ist ebenfalls eine sportliche Aktivität, tanzen mit dem Partner oder Tischtennis spielen auf dem Schulhof genauso. Es gibt unglaublich viele Möglichkeiten, sich sportlich zu bewegen. Probieren Sie aus, was Ihnen gefällt. Fangen Sie an!

simplify-Tipp
Sport ist kein Ersatz für Alltagsbewegung, sondern eine Ergänzung.

Beginnen Sie sportliche Aktivitäten nicht mit einer Investition

Wenn der Arzt zu mehr Bewegung rät, wenn die Hose nicht mehr passt, wenn wir schon am ersten Treppenabsatz außer Puste sind – dann besteht Handlungsbedarf. Und was tun wir? Wir kaufen Fitnessgeräte, wir melden uns zu Gymnastikkursen an, wir investieren in eine passende Ausrüstung. Und das war's dann. Der Elan erlischt, die Ausrüstung sinkt in einen Dornröschenschlaf. Aber wir hatten trotzdem für einen Moment das erhebende Gefühl, sportlich geworden zu sein.

Der Konsumrausch im Sportgeschäft ist eine Ersatzhandlung: Es ist halt einfacher, Fitnessgeräte zu kaufen, statt fit zu werden.

Aber das ist nicht der Sinn der Sache. Klar – wer anfangen möchte zu joggen, sollte sich Laufschuhe kaufen. Aber da reicht zunächst das Auslaufmodell des Vorjahres. Eine Gymnastikhose haben Sie wahrscheinlich noch im Schrank – und ein paar T-Shirts auch. Das genügt für den Anfang! Wenn Sie dabei bleiben, dann gibt's zur eigenen Belohnung Funktionskleidung.

Strammes Spaziergehen ist ganz umsonst. Und die Stöcke fürs Nordic Walking können Sie sich zum Testen erst einmal im Freundeskreis leihen – sicherlich liegt bei dem einen oder anderen ein kaum benutztes Paar herum, das von den guten Vorsätze des letzten Jahres kündet.

Für größere Investitionen wie Ergometer oder Laufband gibt es einen großen Markt gebrauchter Geräte – viele davon fast neuwertig, weil der Wunsch nach Fitness größer als das Durchhaltevermögen ist. Die meisten Sportstudios bieten Probestunden an. Da können Sie testen, ob Sie mit den Geräten zurechtkommen und sich den regelmäßigen Gebrauch zu Hause vorstellen können.

simplify-Tipp
Machen Sie sich frei vom Ausstattungswahn.
Ihr bestes Instrument ist und bleibt Ihr Körper!

Stärken Sie Ihre Muskeln

Wer abnehmen möchte, kommt an mehr Bewegung nicht vorbei. Denn wenn Sie nur weniger essen, als Sie an Kalorien verbrauchen, führt das zunächst zum Abbau von Muskelmasse. Diese Muskeln werden aber dringend zum Fettabbau benötigt: Je mehr Muskelmasse Ihr Körper hat, desto höher ist sein Energiebedarf.

Das ist der Grund dafür, warum Männer bei gleichem Gewicht einen höheren Kalorienbedarf haben als Frauen: Sie haben von Natur aus einen höheren Muskel- und einen niedrigeren Fettanteil im Gewebe. Das erklärt auch, warum der Energiebedarf mit dem

Alter sinkt: Im Lauf unseres Lebens werden zwischen 30 und 40 Prozent unserer Muskelmasse durch Fettzellen und Bindegewebe ersetzt. Das lässt sich durch Training verlangsamen, wenn auch nicht völlig verhindern. Für eine US-amerikanische Studie machten 80-jährige Bewohner eines Seniorenheims regelmäßig ein leichtes Krafttraining mit Gewichten. Nach einem Jahr waren die Fitness und der Allgemeinzustand so gut, dass fast die Hälfte der Teilnehmer wieder aus dem Heim ausziehen wollte. Sie kamen nämlich wieder gut allein zurecht! Es ist also nie zu spät, mit dem Training anzufangen.

Krafttraining heißt: Muskelaktion gegen Widerstand – also Gewichte bewegen. Das müssen Sie nicht im Fitnessstudio machen, sondern Sie können auch zu Hause mit Hanteln trainieren. Es kommt vor allem auf die Regelmäßigkeit an: Lieber täglich oder alle zwei Tage eine Viertelstunde moderates Training als einmal in der Woche eine Stunde Intensivtraining.

Wer das mag und davon begeistert ist, für den bieten Fitnessstudios mit ihrer Ausstattung optimale Trainingsmöglichkeiten. Achten Sie auf eine medizinische oder physiotherapeutische Betreuung, damit das Training wirklich ganz gezielt wirken kann.

simplify-Tipp
Jeden Tag 10 Minuten Krafttraining – das reicht zum Muskelaufbau.

Trainieren Sie mit Wasserflaschen statt mit Hanteln

Statt Hanteln zu kaufen, können Sie Ihre Arme mit gefüllten Wasserflaschen trainieren. Der Vorteil: Sie können das Gewicht durch die Füllung selbst bestimmen und nach und nach erhöhen. Probieren Sie aus, welche Bewegungen welchen Teil Ihrer Schulter- und Armmuskulatur anstrengen. Holen Sie sich Anregungen aus dem Internet oder einem Buch. Mehr als drei unterschiedliche

Übungen sollten Sie sich nicht vornehmen: lieber weniger, aber dafür regelmäßig.

Sit-ups für den flachen Bauch

Speziell die Bauchmuskulatur zu trainieren ist sinnvoll: Mit den Jahren wird unsere Bauchdecke schwächer. Die Kugelform zeigt es. Darum tut es gut, sie zu stärken. Das verbessert nicht nur die Verdauung, sondern entlastet zusätzlich die Rückenmuskulatur.

Beginnen Sie mit einfachen Übungen: Legen Sie sich auf den Rücken, stellen Sie die Füße auf, verschränken Sie die Hände hinter dem Kopf und ziehen Sie den Oberkörper zehn Mal links und zehn Mal rechts neben Ihre Knie. Das Ganze drei Mal wiederholen: Das stärkt die schräge Bauchmuskulatur. Danach bewegen Sie Ihren Oberkörper gerade Richtung Knie – das trainiert die gerade Bauchmuskulatur.

Kniebeugen bauen die Beinmuskeln auf

Das beste Trainingsgerät ist unser Körper. So hilft die altmodische Kniebeuge, die Beinmuskulatur zu stärken und trainiert gleichzeitig eine gute Haltung. Können Sie es noch? Ohne zu schummeln? Wer eine Woche täglich übt, kann die Fortschritte verfolgen.

Liegestütze für starke Arme

In den USA ist es unter erfolgreichen, figurbewussten jungen Frauen Mode, sich von ehemaligen Marines – also Elitesoldaten – trainieren, besser gesagt »schleifen« zu lassen. Mit Trillerpfeife und Appell! Ehrlich gesagt, ziemlich übertrieben und abschreckend. Doch das Militär ist tatsächlich Spezialist für Fitness und Training. Der Liegestütz hat seine Berechtigung, weil nicht nur die Arm-, sondern auch Rücken- und Bauchmuskulatur gestärkt werden. Für Schreibtischtäter das richtige Kontrastprogramm – aber bitte ohne Trillerpfeife. Bleiben Sie dabei ruhig auf dem Teppich!

Regen Sie Ihre Fettverbrennung an

Ausdauersport, also Laufen in jeder Form und Radfahren, sorgt für einen hohen Energieumsatz – die Fettpolster schmelzen. Es gibt unendlich viele, einander widersprechende Theorien, bei welchem Puls und welcher Trainingsdauer man die meisten Fettreserven verbrennt. Neueste Studien haben ergeben, dass Sie tatsächlich ins Schwitzen kommen sollten, wenn das Training die Fettverbrennung ankurbeln soll. Mal ehrlich: Ist das wirklich so erstaunlich?

223

Das heißt: Wenn Sie wirklich merkbar mehr Kalorien verbrennen möchten, sollten Sie mindestens 30 bis 45 Minuten stramm spazieren gehen, leicht joggen oder radeln. Natürlich spielt die Intensität eine Rolle: Wer richtig schwitzt, hat einen höheren Kalorienbedarf als derjenige, der gemütlich schlendert. Doch setzten Sie sich nicht zu stark unter Druck: Sie merken am besten, wie weit Sie sich fordern können und wo Ihre Grenzen sind.

simplify-Tipp
Egal ob joggen, walken oder radeln: Gehen Sie dabei an Ihre Grenzen, aber nicht darüber hinaus. Regelmäßig, aber mäßig trainieren bringt mehr als einmal Höchstleistung am Wochenende.

Kalorienverbrauch verschiedener Sportarten

Was den Kalorienverbrauch angeht, ist Sport nicht gleich Sport. Doch das sollte eigentlich bei der Wahl der Sportart nicht den Ausschlag geben. Nur wer Spaß an seiner Bewegung hat, bleibt auch langfristig dabei. Dennoch hier ein kleiner Vergleich (Angaben in Kalorien pro Kilogramm Körpergewicht pro Stunde):

- Aqua-Fitness: 7,8
- Aerobic: 6,0
- Brustschwimmen: 9,6
- Fußball: 7,8
- Gymnastik: 3,8
- Inlineskating: 7,0
- Laufen (9km/h): 8,5
- Nordic Walking: 6,2
- Rad fahren (15km/h): 6,0
- Tanzen: 3,0
- Tennis: 6,6
- Wandern: 7,2·
- Yoga: 2,0

Trainieren Sie zu Hause und unterwegs

Mit ganz einfachen Tricks und kleinen Übungen können Sie körperlich fit werden und bleiben – ganz egal, ob Sie in der Stadt in einem Einzimmerapartment wohnen, beruflich viel unterwegs sind, ländlich hausen oder eine Familie versorgen müssen. Wo ein Wille ist, ist auch ein Weg! Am besten, Sie planen Ihre Übungen morgens ein – da ist die Welt noch in Ordnung, und Sie sammeln Pluspunkte für den ganzen Tag.

simplify-Tipp
Planen Sie kleine Übungen morgens ein – das ist am besten durchzuhalten und erleichtert den Start in den Tag.

Aufwachübung für Spätstarter

Wem es sehr schwerfällt, morgens das warme Bett zu verlassen, der kann ein paar sanfte Übungen machen, um in die Gänge zu kommen: den ganzen Körper an- und entspannen, sich recken und die Arme und Beine dehnen. Stärken Sie Ihre Bauchmuskeln, indem Sie den Kopf auf die Brust ziehen. Und entlasten Sie Ihre Wirbelsäule, indem Sie Ihre Knie Richtung Brust ziehen und dort einen Moment halten.

simplify-Tipp
Aufwachübungen im Bett regen die Durchblutung an, vertiefen die Atmung und erleichtern das Aufstehen.

Rad fahren in der Luft

Diese Übung sollten Sie am besten auf dem Boden machen, weil Sie dazu eine feste Unterlage brauchen. Besonders gut tut diese Bewegung, wenn Sie zu schweren Beinen neigen und häufig lange sitzen. Wer es schafft, kann diese Übung auch aus dem Schulterstand (der »Kerze«) machen. Aber sie wirkt auch, wenn das Kreuz auf dem Boden aufliegt.

simplify-Tipp
Rad fahren in der Luft regt die Durchblutung der Beine an und ist auch eine gute Übung für den Feierabend.

Seil springen macht glücklich

Wer morgens keine Zeit oder Gelegenheit zum Joggen hat, der kann auf kleinstem Raum – sei es das Hotel- oder das eigene Schlafzimmer – Seil springen. Sorgen Sie dabei für frische Luft, dann bekommen Sie auch noch eine richtige Sauerstoffdusche. Beginnen Sie mit 50 Sprüngen und steigern Sie sich nach und nach auf 100.

simplify-Tipp
Keine Zeit zum Laufen? Dann springen Sie Seil – bis zu 100 Hüpfer hintereinander.

Der Schulterstand sorgt für einen klaren Kopf

Die meisten Menschen denken bei Yoga an den Kopfstand. Das ist auch eine wunderbare Übung: Den Körper entgegen der Schwerkraft zu positionieren versorgt den Kopf und damit das Gehirn mit einer Extraportion Sauerstoff. Allerdings ist ein Kopfstand nicht so einfach – beginnen Sie deshalb mit einem Schulterstand und nutzen Sie wenn nötig eine Wand als Hilfe. Im ersten Moment ist diese Haltung etwas unangenehm, und Sie spüren wahrscheinlich einen Druck auf dem Kopf. Doch wenn Sie diese Position etwa zwei Minuten halten, werden Sie danach deutlich wacher und konzentrierter sein.

Der Sonnengruß

Zugegeben – den Sonnengruß muss man ein wenig üben. Aber
er ist nicht wirklich kompliziert. Anleitungen finden Sie im Internet oder in Yoga-Büchern. Der Sonnengruß ist eine wunderbare
Übung, um Energie aufzunehmen und durch den ganzen Körper
zu leiten. Streckung und Spannung wechseln sich mit Loslassen
und Entspannung ab. Einmal intensiv durchgeführt mobilisiert
der Sonnengruß Ihre versteckten Energien.

Gewichtsreduktion bei gesundheitlichen Problemen und während der Stillzeit

Normalgewichtige Menschen, Schwangere und sehr alte Menschen sollten auf keinen Fall abnehmen – wohl aber sich gesund ernähren und ein vernünftiges Gewicht halten. Bei Kindern hängt es davon ab, wie alt sie sind und wie viele Kilos sie auf die Waage bringen – hier muss der Arzt entscheiden.

Doch viele Menschen, die Gewichtsprobleme haben, leiden auch an chronischen Krankheiten. Oft stehen diese Erkrankungen in einem Zusammenhang mit dem Übergewicht oder sind sogar seine Folge. In erster Linie trifft das auf Diabetes Typ 2 zu und in vielen Fällen auf Bluthochdruck. Einen indirekten Zusammenhang gibt es bei Erkrankungen der Schilddrüse; sie steuert den Stoffwechsel. Probleme mit Übergewicht kann es bei Gicht, Rheuma und Niereninsuffizienz geben.

Was heißt das eigentlich: ein normales, gesundes Gewicht? Die zuverlässigste Größe ist der Body Mass Index (BMI). Er setzt Gewicht und Körpergröße in Beziehung zueinander. Es gibt zahlreiche Seiten im Internet, die Ihnen helfen, Ihren BMI zu berechnen. Optimal ist er, wenn er zwischen 19 und 25 liegt. Bei älteren Menschen darf er im höheren Bereich liegen, bei jüngeren im niedrigeren (BMI = Gewicht in kg: Größe in m zum Quadrat).

Wenn Sie Ihre Ernährung umstellen, um Ihr Gewicht zu reduzieren, darf das nicht auf Kosten Ihrer Gesundheit geschehen. Dies gilt besonders, wenn Sie an einer chronischen Krankheit leiden.

Allerdings kann eine Gewichtsreduktion Ihre Beschwerden durchaus mindern. Die folgenden Seiten zeigen Ihnen, wie Sie das in Ihrer besonderen Situation am besten angehen.

simplify-Tipp
Seien Sie ehrlich zu sich: Gehen Sie einmal pro Woche auf die Waage.

simplify-Idee: Gesundes Abnehmen bei Diabetes

Diabetes Typ 2 ist oft eine Folge von Übergewicht: Insulinabhängige Zellen reagieren nicht mehr angemessen auf das Insulin. Gerade für diese Zielgruppe ist Abnehmen heilsam! Schon wer 5 bis 10 Prozent seines Gewichts verliert, verbessert seine Insulinempfindlichkeit und die Glukosetoleranz enorm und kann häufig die Medikamente reduzieren, manchmal sogar absetzen. Die Diätregeln dieses Buches gelten deshalb ohne Einschränkung auch und gerade für Diabetiker.

Weniger, aber gesünder zu essen hat noch einen weiteren Vorteil: Insulin ist ja auch für die Fetteinlagerung zuständig! Ein zu hoher Insulinspiegel kann indirekt auch zu weiterer Gewichtszunahme führen oder ein Abnehmen verhindern. Senken Sie Ihren Insulinspiegel, erleichtern Sie sich das Abnehmen: Ein positiver Kreislauf kommt in Gang.

simplify-Tipp
Essen Sie seltener und weniger – vor allem weniger Kohlenhydrate – dann braucht Ihr Körper weniger Insulin und das lässt die Pfunde schmelzen.

Diabetiker-Lebensmittel sind überflüssig

Zucker war lange Zeit tabu für Diabetiker. Heute weiß man: 30 bis 50 Gramm am Tag werden auch von Diabetikern gut vertragen.

Als Ersatz für Zucker wurde früher meist Fruchtzucker als Süßungsmittel empfohlen, weil dieser Zucker nicht »insulinpflichtig« ist, also ohne Insulin vom Körper verarbeitet wird. Mittlerweile ist Fruchtzucker etwas in Misskredit geraten: Er scheint Entzündungen im Körper und damit Arteriosklerose zu fördern. Im klinischen Versuch machte er zudem Mäuse dicker als ganz normaler Haushaltszucker.

Diätprodukte sind meist mit Fruchtzucker gesüßt – aber alles andere als diätetisch: Diabetiker-Schokolade und -Gebäck enthalten jede Menge Fruchtzucker und Fett. Sie sind echte Kalorienbomben! Lassen Sie lieber die Finger davon, wenn Sie Ihr Gewicht reduzieren wollen.

simplify-Tipp
Verzichten Sie auf spezielle Diätprodukte für Diabetiker, wenn Sie abnehmen wollen. Sie sind alles anderes als diätetisch.

Zwischenmahlzeiten nur im Notfall

Drei Mahlzeiten am Tag sind ideal. Früher wurden Diabetikern immer Zwischenmahlzeiten empfohlen – aber das ist eine echte Kalorienfalle. Verzichten Sie lieber darauf.

Wenn Ihr Blutzucker jedoch nachweislich zwischen den Mahlzeiten stark absinkt, dann müssen Sie reagieren. Die richtige Akutmaßnahme ist ein Stück Traubenzucker – also Glukose pur.

Wenn Sie dagegen Heißhungerattacken haben, essen Sie nichts, was das Insulin lockt, sondern greifen Sie zu eiweiß- und ballaststoffreichen Snacks wie Mandeln. Auch ein Stückchen Käse oder ein Naturjoghurt ist prima, vor allem abends, weil das Kalzium besonders gut vom Körper verwertet wird.

simplify-Tipp
Drei Mahlzeiten am Tag sind ideal!
Nur wenn Ihr Blutzucker nachweislich und bedenklich absackt,
sollten Sie zwischendurch etwas essen.

So sollten Sie essen

Getreide, *Getreideerzeugnisse* und *Kartoffeln* sollten 45 bis 60 Prozent Ihrer Gesamtenergie liefern. Essen Sie deshalb täglich vier bis sechs Scheiben Brot beziehungsweise drei bis fünf Scheiben Brot plus 25 bis 30 Gramm Getreideflocken oder 200 bis 250 Gramm gegarte Kartoffeln, alternativ 150 Gramm gegarte Teigwaren oder gekochten Reis. Dabei gilt: Vollkornvarianten bevorzugen. Ballaststoff- und stärkereiche Lebensmittel lassen den Blutzuckerspiegel nur langsam ansteigen und liefern außerdem wichtige Mineralstoffe und Vitamine. Deshalb liegt die empfohlene Ballaststoffmenge für Diabetiker mit 40 Gramm über der von Nicht-Diabetikern.

simplify-Tipp
Verteilen Sie die Menge der Kohlenhydrate auf die Mahlzeiten.
So vermeiden Sie hohe Blutzuckerwerte.

Gemüse enthält jede Menge Ballaststoffe bei wenigen Kalorien – und ist damit ein idealer Sattmacher. 400 Gramm sollten jeden Tag bei Ihnen auf dem Speiseplan stehen. Schälen Sie Obst und Gemüse wenn möglich nicht – in der Schale stecken die meisten Ballaststoffe!

Bei *Obst* ist Vorsicht geboten: Bananen, Weintrauben, Ananas
und Datteln sind sehr süß und enthalten viel Zucker – essen Sie
lieber Äpfel, Birnen, Zitrusfrüchte, Beeren, Mango und Melone.
Pro Tag sind zwei Portionen (250 Gramm) erlaubt.

Milchprodukte, Fisch, Fleisch und *Ei* liefern lang sättigendes
Eiweiß, das nur zu 80 Prozent in Kalorien umgewandelt wird.
Der Rest dient der Wärmeproduktion. Damit sie nicht zur Kalorienbombe werden, gilt: fettarme Varianten bevorzugen. Gerade
am Abend können diese Fatburner punkten. Bei Naschkatzen un-
terbindet der hohe Eiweißgehalt außerdem den abendlichen Süßhunger.

Versuchen Sie am Abend die Kohlenhydratmenge klein zu halten
und eher eiweißreich zu essen. Geeignet sind 150 Gramm magerer
Fisch (Seelachs, Scholle, Rotbarsch) oder Fleisch (Pute, Huhn)
oder Käse (Feta, Mozzarella) mit 250 Gramm gegartem Gemüse
oder frischem Salat. Für die Zubereitung Rapsöl, Walnussöl oder
Leinöl verwenden. Sie enthalten eine ideale Kombination gesunder
Fettsäuren, die Ihre Blutfettwerte senken – Ihr Risiko für Herz-
Kreislauf-Erkrankungen sinkt.

Wer abnehmen will, sollte Alkohol eher meiden, denn er enthält zu
viele Kalorien. Es spricht jedoch nichts gegen ein Glas trockenen
Wein oder ein Bier von Zeit zu Zeit. Finger weg von Malz- und

alkoholfreiem Bier – hier verbirgt sich jedem Menge Malzzucker! Vorsicht bei Diätbier, hier ist zwar der Malzzucker reduziert, allerdings nicht der Alkohol – Unterzuckerung droht. Auch Liköre und Süßwein sind wegen ihrer schnellen Blutzuckerwirkung nicht optimal.

simplify-Tipp
Als Diabetiker sollten Sie Alkohol möglichst immer mit einer kohlenhydrathaltigen Mahlzeit verzehren. Oder knabbern Sie einen ballaststoffreichen Snack dazu wie Vollkorn-Grissini.

simplify-Idee: Entlasten Sie Ihren Körper bei Bluthochdruck

Wenn Sie unter Bluthochdruck leiden, belasten zu viele Pfunde Ihr Herz-Kreislauf-System zusätzlich. Wenn Sie ein paar Kilo abnehmen, erleichtern Sie Ihrem Herzen die Arbeit enorm. Machen Sie aber keine Crash-Diäten. Denn dabei verlieren Sie kein Fett, sondern vor allem Eiweiß: Der Körper baut Muskelmasse ab – auch am Herzmuskel –, und das schwächt das Herz-Kreislauf-System noch mehr.

Die Diätregeln dieses Buches sind geradezu ideal für Sie. Was Sie zusätzlich beachten müssen: Einen großen Einfluss auf den Blutdruck hat Kochsalz. Verringern Sie deshalb die Zufuhr auf weniger als 5 Gramm pro Tag. Spezielle Mineralwasser mit der Kennzeichnung »natriumarm« helfen, den Natriumkonsum einzuschränken. Mit reichlich Obst und Gemüse nehmen Sie viel Kalium auf – das kann einen Teil des Natriums im Kochsalz neutralisieren. Vorsicht bei Käse, Wurst und Brot: Sie sind meist sehr salzig!

simplify-Tipp
Nehmen Sie statt Salz frische Kräuter und Gewürze
zum Zubereiten von Speisen.

simplify-Idee: Ernähren Sie sich gesund und ausgewogen bei Gicht

Über Ihr Gewicht beeinflussen Sie den Harnsäurespiegel im Blut – als Gichtpatient wissen Sie: Das hat Auswirkungen auf Ihren Gesundheitszustand. Mit einer kalorienarmen, ausgewogenen Ernährung können auch Sie abnehmen.

Da Sie auf den Puringehalt von Lebensmitteln achten müssen, kommen für Sie aber nicht alle eiweißreichen »Schlankmacher« infrage. Hülsenfrüchte, Fisch und Geflügel sind purinreich, deshalb sollten Sie sie nur selten und in kleinen Mengen bis zu insgesamt 100 Gramm pro Tag zu sich nehmen. Fleischbrühe ist wie Hefebrühe – übrigens auch Backhefe – ebenfalls purinreich: darum Vorsicht!

Essen Sie lieber Roggenbrot aus Sauerteig als Weizenbrot. Auch Vollkorngetreideprodukte wie Nudeln, Brot oder Reis, Amaranth oder Quinoa enthalten Purine, aber deutlich weniger als industriell bearbeitete und gereinigte Produkte. Kartoffeln sind eine purinarme Alternative.

Purinfreie Fatburner sind dagegen Milch und Milchprodukte sowie Eier. Greifen Sie deshalb statt zu Fisch und Fleisch zu Käse, Joghurt, Quark und Eiergerichten. Mandeln und Nüsse sind ebenfalls eine tolle Alternative, auch in Brotaufstrichen. Obst und Gemüse sind ebenfalls ideal – nur Kohl enthält etwas mehr Purin und sollte nicht in Übermengen gegessen werden.

Leider fördert Alkohol die Harnsäurebildung – deshalb ebenfalls nur in sehr kleinen Mengen trinken. Absolutes Tabu: Fasten. Eine Null-Diät steigert die Gefahr eines Gichtanfalls.

simplify-Idee: Mehr Wohlgefühl dank Gewichtsreduktion bei Rheuma

Auch wenn Sie unter Rheuma leiden, werden Sie von einer Gewichtsabnahme profitieren! Denn gerade das gefährliche Bauchfett ist für entzündliche Prozesse mit verantwortlich.

Als Rheumatiker gehören Sie zu der Gruppe von Menschen, die nicht alle Lebensmittel vertragen. Fleisch, Ei und Milchfett (Butter) enthalten reichlich Arachidonsäure. Diese Fettsäure fördert Entzündungsreaktionen. Mageres Geflügel und fettarme Milchprodukte sind zum Glück eher arm an Arachidonsäure.

Fetter Meeresfisch hingegen ist reich an Omega-3-Fettsäuren, die sich positiv auswirken. Essen Sie darum mindestens zweimal pro Woche Makrele, Hering, Thunfisch oder Lachs.

Durch die Entzündungen an den Gelenken ist auch die Knochenneubildung beeinträchtigt und die Gefahr von Osteoporose erhöht. Dagegen hilft kalziumreiche Ernährung, Bewegung und Sonne! Einen halben Liter fettarme Milch oder Milchprodukte brauchen Sie, um den Bedarf an Kalzium zu decken. Sonnenlicht beeinflusst die Bildung von Vitamin D, das unterstützt den Kalziumstoffwechsel positiv.

simplify-Idee: Gesundes Gewicht trotz Nierenproblemen

Beim Abbau von Muskeleiweiß wird Stickstoff frei – und der muss über die Nieren ausgeschieden werden. Ein hoher Eiweißgehalt in der Nahrung belastet ebenfalls die Nieren. Wenn Ihre Nieren nicht mehr ganz so leistungsfähig sind – das kann zum Beispiel bei Diabetikern der Fall sein – dann sollten Sie zwei Dinge beachten: Sie können den Eiweißgehalt Ihrer Nahrung nicht erhöhen – das würde Ihre Nieren überfordern. Und Sie müssen darauf achten, dass Sie keine Muskeln abbauen, sondern wirklich nur Ihre Fettpolster – auch dadurch wird ja Eiweiß frei. Beides passt aber zusammen: Bei Ihnen muss das Abnehmen in sehr kleinen Schritten erfolgen und sollte durch viel Bewegung und Muskeltraining begleitet werden. In der Ernährung sollten Sie auf viele Ballaststoffe achten, ohne dabei zuviel Eiweiß zu sich zu nehmen. Die asiatische Küche ist dafür besonders gut geeignet. Bei gutem Fett in Fisch, Öl oder Margarine brauchen Sie nicht zu sparen.

simplify-Idee: Problemloses Abnehmen bei Laktose-Intoleranz

Wenn Sie keinen Milchzucker (Laktose) vertragen, sind für Sie die Diätregeln dieses Buches kein Problem – mit kleinen Ausnahmen. Wichtig ist, den Gesamtgehalt an Laktose auf 8 bis 10 Gramm pro Tag zu verringern. In diesem Bereich treten in der Regel keine Beschwerden mehr auf. Ein völliger Verzicht ist deshalb nicht nötig.

Laktose steckt in Milch- und Milchprodukten. Deshalb müssen eiweißreiche Schlankmacher gegeneinander ausgetauscht werden. Bei Hart-, Schnitt- und Weichkäse wird während des Reifeprozesses Laktose nahezu vollständig abgebaut. Hier können Sie zugreifen: Emmentaler, Bergkäse, Reibekäse, Parmesan, Alpkäse, Edamer, Gouda, Tilsiter, Appenzeller, Brie, Camembert, Weichkäse, Edelpilzkäse, Schafskäse, Mozzarella, Münsterkäse, Raclette, Sauermilchkäse, Butterkäse stellen allesamt kein Problem dar. Vorsicht ist bei Milchfrischprodukten geboten: Frischkäse, Quark, Schmand, Sauerrahm, Sahne und Kondensmilch, Milch und Molke, Joghurt, Puddings oder Dickmilch.

simplify-Tipp
Wenn Sie ohne Joghurt, Sauerrahm und Sahne nicht sein können, dann greifen Sie zu Sojaprodukten oder ausdrücklich laktosefreien Frischprodukten. Fürs Kochen eignet sich auch Kokosmilch statt Sahne.

simplify-Idee: Einfache Gewichtsreduktion bei Fruktosemalabsorption

Gerade beim Abnehmen spielen Obst und Gemüse eine große Rolle. Sie sind kalorienarm und reich an Ballaststoffen – gut für die Sättigung. Mit einer gestörten Fruktoseabsorption gilt dies für Sie nur bedingt. Je nachdem, wo Ihre Toleranzschwelle liegt, dürfen Sie viel oder weniger Obst und Gemüse essen – denn auch Gemüse enthält je nach Sorte Fruchtzucker!

Verzichten Sie auf größere Mengen besonders fruktose- und sorbithaltiger Lebensmittel wie Kiwis, Äpfel, Mango, Pflaumen, Trauben, Birnen, Bohnen, Artischocken und Trockenfrüchte. Bevorzugen Sie fruktosearme Sorten wie Honigmelone, Papaya, Aubergine, Gurke, Paprika, Zucchini, Oliven, Kürbis, Mangold, Kohlgemüse, Rote Bete, Erbsen, Avocado, Nüsse, Samen und Kartoffeln.

simplify-Tipp

Garen Sie Gemüse, es ist dann für Sie besser verträglich. Auch die Zugabe von Glukose (Traubenzucker) oder Milch und Milchprodukten zu Obst kann die Fruktoseaufnahme verbessern.

simplify-Idee: Schlank trotz Schilddrüsenunterfunktion

Wer eine Überfunktion der Schilddrüse hat, ist eher schlank: Der Stoffwechsel verbraucht in diesem Fall überdurchschnittlich viel Energie. Bei einer Schilddrüsenunterfunktion läuft Ihr Stoffwechsel dagegen auf Sparflamme, Ihr Körper benötigt weniger, als normalerweise in den Kalorienempfehlungen vorgesehen ist. Wenn Sie Kilos verlieren wollen, sollten Sie als Frau nicht mehr als circa 1 000 Kalorien und als Mann nicht mehr als ungefähr 1 400 Kalorien täglich zu sich nehmen. Bei vielen Übergewichtigen hängt die Zunahme mit dem Beginn einer Unterfunktion zusammen.

Versuchen Sie, mit drei Mahlzeiten pro Tag auszukommen.

Verzehren Sie zum Frühstück zwei Handvoll frisches Obst, kombiniert mit 150 Gramm fettarmem Joghurt, Magerquark oder 150 Milliliter Milch (1,5 Prozent Fett) sowie zwei Esslöffeln Getreideflocken und einem Esslöffel Nüsse.

Zum Mittagessen sollten zwei Handvoll Gemüse, 150 Gramm Kartoffeln, gekochter Reis oder Nudeln und 150 Gramm mageres Fleisch (Pute, Huhn, Kassler, Filet von Rind oder Schwein) oder Fisch auf dem Speiseplan stehen.

Verzichten Sie abends auf Kohlenhydrate und greifen Sie zu eiweißreichen Lebensmitteln. Denn Eiweiß macht lange satt und beugt abendlichen Süßhungerattacken vor. Erlaubt sind für Frauen 150 Gramm, für Männer 200 bis 250 Gramm Pute, Lamm, Hähnchen, Rind, Schwein, Rindertatar oder Fisch (unpaniert). Dazu zwei Handvoll Gemüse roh geraspelt als Salat oder im Dämpfer gegart. Wer kein Fleisch mag, kann stets auch zur gleichen Menge Magerquark oder Tofu, zu zwei Eiern, 75 Gramm an mageren Käsesorten (maximal 30 Prozent Fett in der Trockenmasse) oder 30 Gramm Nüssen greifen.

simplify-Tipp
Meiden Sie größere Mengen an Sojaprodukten, denn diese verhindern bei der Einnahme von Schilddrüsenhormonen deren Aufnahme im Darm.

simplify-Idee: Diättipps für die Stillzeit

Während der Stillzeit fällt es leichter, die Fettpolster loszuwerden: Der Energiebedarf ist durch die produzierte Milchmenge erhöht. Außerdem ist Ihr Körper darauf eingestellt, jetzt die Pfunde abzugeben – er hat sich noch nicht auf ein höheres Gewicht eingependelt.

Zu strenge Diäten können die Milchmenge allerdings zurückgehen lassen. Und es gibt noch einen weiteren gewichtigen Einwand gegen das Abspecken während des Stillens: In unserem Fettgewebe reichern sich fettlösliche Umweltgifte an. Beim Abspecken geraten sie über den Blutkreislauf in die Muttermilch. Doch nach einem Höhepunkt in den siebziger Jahren ging die Belastung mit Giften durch strengere Bestimmungen um 70 bis 90 Prozent kontinuierlich zurück. Deshalb ist eine moderate Abnahme heute akzeptabel. Doch eine richtige Diät sollten Sie erst starten, wenn Sie beginnen, Ihrem Kind Beikost zu füttern, und nur noch wenige Mahlzeiten stillen.

Mageres Eiweiß in Form von Fisch, Geflügel und fettarmen Milchprodukten ist ideal für Sie. Es regt den Stoffwechsel an und wird nur zu 80 Prozent genutzt. Gestrichen sind Süßigkeiten, vor allem süße Getränke. Essen Sie stattdessen reichlich Obst, Gemüse und Vollkornprodukte. Fett in Maßen ist okay, Sie sollten vor allem mehrfach ungesättigte Fettsäuren in Öl, guter Margarine, Nüssen und Kernen sowie in Seefisch bevorzugen: Omega-3-Fettsäuren gehen in die Muttermilch über und fördern die Hirnentwicklung des gestillten Kindes.

Es erleichtert Ihr Leben mit Ihrem Baby, wenn Sie sich an regelmäßige Mahlzeiten halten, auch wenn das zunächst schwerfällt. Sobald Ihr Kind mitisst, werden Sie das ohnehin tun. Gewöhnen Sie sich an eine Regelmäßigkeit im Essalltag. Drei volle Mahlzeiten am Tag sind ausreichend für Sie – und Bedingung für erfolgreiches Abnehmen. Essen Sie nicht auf Vorrat, aber essen Sie sich satt! So umgehen Sie unkontrollierte Hungerattacken und das Naschen zwischendurch. Essen Sie abends zwei Stunden vor dem Zubettgehen, damit kein Hungerloch entsteht und Sie satt einschlafen.

Wenn Sie Gemüsebrei für Ihr Kind kochen, bereiten Sie gleich eine Riesenportion Gemüse für sich selber mit zu. Ideal ist dafür ein Dampfgarer mit Zeitschaltuhr. Der gart schonend auf den Punkt, und nichts brennt an. Bereiten Sie für sich selbst noch ein Fischfilet oder ein Putensteak aus der Tiefkühltruhe zu: die perfekte Mittagsmahlzeit! Aus dem Gemüse lassen sich auch mit etwas Öl, Essig und Senf wunderbar sättigende Salate fürs Abendbrot herrichten. Füttern Sie erst Ihr Kind ab und genießen Sie dann in Ruhe Ihr eigenes Essen: Wer eilig schlingt, merkt nämlich zu spät, dass er satt ist. Erst 20 Minuten nach der Nahrungsaufnahme setzt das Sättigungsgefühl ein. Essen Sie sich darum in Ruhe satt!

simplify-Tipp

Essen Sie nicht die Reste vom Babyteller – Sie sind kein Mülleimer für Übriggebliebenes. Bringen Sie Reste in Gerichten unter oder werfen Sie sie weg.

Register

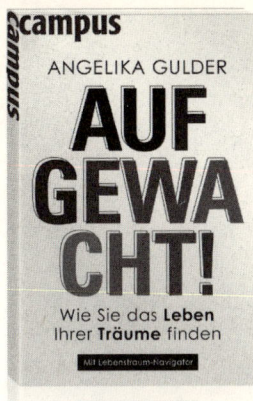
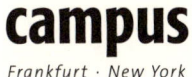

Werner Tiki Küstenmacher
mit Lothar J. Seiwert

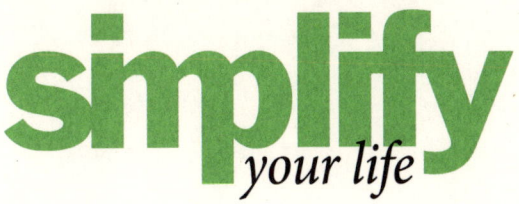

Einfacher und glücklicher leben

Das Leben meistern, die Fähigkeit besitzen, das volle Potenzial
seines Lebens auszuschöpfen, glücklich und erfüllt sein: Wer will
das nicht? Die beiden Erfolgsautoren geben erprobte Regeln für ein
sinnvolles Leben an die Hand. Sinnvoll leben heißt, die eigenen
Möglichkeiten optimal zu entwickeln und den Platz in der Gemeinschaft einzunehmen, an dem man sich selbst und die Gemeinschaft
am besten weiterbringt. Einfach erlernbare Techniken, sofort um-
setzbare Tipps und verblüffend neue Methoden: wie Sie den Stapel
auf Ihrem Schreibtisch besiegen, wie Sie Ihr Leben entschleunigen,
wie Sie fit und gesund bleiben, wie Sie Freunde gewinnen, wie Sie
Partnerschaft und Beruf optimal verbinden, wie Sie zu Ihrem in-
nersten Lebensziel finden.

»Dieses Buch räumt Ihr Leben auf.«
Stern

Knaur Taschenbuch Verlag

Vom Autorenpaar des Nr.-1-Bestsellers »simplify your life!«

Marion und Werner Tiki Küstenmacher

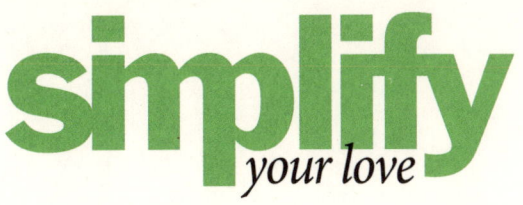

Gemeinsam einfacher und glücklicher leben

Begleiten Sie die Küstenmachers auf ihrer Reise durch das König-reich der Liebe, und entdecken Sie, wie Sie mithilfe einer Fülle er-probter und praktischer Tipps gemeinsam einfacher und glück-licher leben können.

In diesem sympathischen Wegweiser durch den Beziehungsalltag erfahren Sie
wie Sie den Partner fürs Leben finden
wie aus Verliebtheit tiefe Verbundenheit wird
wie Sie sich im Alltag als Paar bewähren
wie Sie gemeinsam Krisen überstehen
wie Sie Ihre Beziehung immer wieder neu erfinden

Die erfolgreiche und bewährte »simplify-Methode« für mehr
Glück und Harmonie in der Partnerschaft!

Knaur Taschenbuch Verlag